SEX/GENDER

セックス／ジェンダー

BIOLOGY IN A SOCIAL WORLD

性分化をとらえ直す

ANNE FAUSTO-STERLING

アン・ファウスト＝スターリング

福富護・上瀬由美子・宇井美代子・
立脇洋介・西山千恵子・関口元子
【訳】

世織書房

SEX/GENDER : BIOLOGY IN A SOCIAL WORLD
by Anne Fausto-Sterling
Copyright © 2012 Taylor & Francis
All Rights Reserved.
Authorized translation from English Language edition published by
Routledge, part of Taylor & Francis Group LLC.
Japanese translation rights arranged with
Taylor & Francis Group LLC., New York
through Tuttle-Mori Agency, Inc., Tokyo

はじめに

　私は、数多くの見知らぬ人たちが集う集会には出席したくない。その理由の一つは、どんな職業についているか聞かれるのが嫌だからである。「生物学者です」と言おうものなら、相手はその場でしり込みをしたり、黙りこんだり、はては、高校時代に生物で悪い点数をとったことを喋り散らしたりする。人文科学や社会科学の優れた研究者たちのこれらの反応は、とても嫌なものである。話し相手は、生物学が社会での重要な思想的問題（平等、受難、餓え等々）とは無縁だと思っているのかもしれない。あるいは、生物学の必要性は認めるにしても、議論の対象にするのには、あまり相応しくないと考えているのかもしれない。しかし私は、生物学は社会における重要な問題を理解するための、唯一ではないにしても、間違いなく一つのアプローチであり、注意深く見つめようとする人であれば、適切な批判的視点で生物学を読み解くことができると考えている。

　適切な批判的視点とは、どのような意味だろうか。私たちは、生物学の誤った使い方に幾度となく出会っている。たとえば、人間のセクシュアリティの起源に関する研究成果を過度に単純化してみたり、学力の違いや不平等は生物学的相違で説明できるといった主張である。だからこそ、人文科学や社会科学を学ぶ学生たちにとって、社会のこうした面を分析する手段となりうるような

生物学を学習することが重要になってくる。それゆえ、本シリーズの総監修者レナード・デイビスによる「ラウトレッジ・自然科学と文化の統合シリーズ」の一冊として、セックスとジェンダーに関する理解しやすい書を執筆してほしいとの申し出を引き受けたのであった。

　私に課せられた課題が理解できた時、生物学、セックス、ジェンダーに関する、わかりやすい解説書を執筆する必要性を感じた。本書では、歴史的、文化的な枠組みの中での現代の生物学的知識を示した。その目的は、セックスやジェンダーについての一般的な報道や日常的会話の中で見聞きすることを批判的に理解し、どのように考えたらよいのかを、関心のある読者に提供することである。レナード・デイビスも、私たちがどのような知識を持っているのかを明らかにすることを求めている。私たちは現在どのようなことを知っているのだろうか。私たちはどのようなことを知っていると思っているのだろうか。将来どのようなことが明らかにされるのだろうか。答えられないような質問とはどのようなことだろうか。私は、人間と同様にウジ虫やハエなどの生物界を夢中になって研究することの楽しみを、読者に伝えたいという目的を持っている。

　本書は、一般科学コース、生物学や心理学のコース、ジェンダー・スタディーズのコースなどの入門書として、さらに心理学、社会学、人類学、人文科学の概論および専門分野のテキストとして相応しいものである。こういったコースでの指導者は、いろいろな問題に直面している。それは指導者自身の専門性とずれたところから派生する問題である。さらに、生物学やジェンダーの標準的なテキストは、情報をより広範な社会的・歴史的文脈の中に統合させるという点で十分な機能を果たしていない。あるいは、そうしたテキストは、フェミニストの研究者ダナ・ハラウェイが

ゴッド・トリック（神の罠）と呼ぶようなものを用いて、学習者や指導者や学生に一方的な語りかけをしている。本書は、指導者と学生が共に、ジェンダーの問題の生物学的側面を探求するうえで助けになるような詳細なアプローチを提供している。

　「伝統的」科学教科の学習課程で用いられる包括的テキストは、無味乾燥で、コンピューターなみの大量の事実を次々に提示して学生を圧倒してしまう。通常こうした事実は、学生が日頃の生活で大切と思うこととは無縁のことが多い。おそらく若い学生たちにとっての最大の関心事（まさに性行為！）に焦点を当てたわかりやすい本は、ユーモアが少しばかりちりばめられ、役立ちそうな詳しい注釈も付いている。生物学者や心理学者は、本書で私が時々専門の科学的用語というよりも一般的な言葉を用いるのを、耐えなければならないだろう。このことは、一般向け科学書だから許されることである。もちろん、社会学者は本書がもっと社会学的になること、人類学者はもっと人類学的であり、心理学者はもっと心理学的であることを望むであろう。そのために、各章末には次に続く研究文献を示している。様々な指導者や一般の読者は、こうした文献を通して、その人なりの力を蓄えていくことができる。さらにこれらの文献は、私が記述し切れなかった部分を埋めてくれる。

　本書（*Sex/Gender : Biology in a Social World*）の中で私は、読者が生物学の諸問題を考える際に、現在および将来用いることができるような分析方法を提示しようとした。もっとも大切な原則は「氏と育ち（遺伝と環境）を分けて考えない」ことである。氏と育ちを分けるのではなく、「発達として考える」のである。生きている身体は、社会的・歴史的文脈に対する反応として発達し、変化していくダイナミックなシステムであることを忘れてはいけない。このことは、人間はもとより齧歯類にも当てはまる。さら

に、生物界の多様性を十分に認識しなければならない。ラットがオス（メス）らしい行動をしたからといって、平原ハタネズミや日本サル、ましてや人間が同じように行動することにはならない。私にとって自然界の最大の謎は、生物界の多様性である。

　私は、本書を特色あるものにしようとした。そのため本書の章の中には、一つの関心事だけを示しているきわめて短い章がある。その他の章は比較的長く、いくつかの短い節に分かれている場合もある。本書は生物学を強調しているが、生物学のいろいろな事象と社会学的・文化的プロセス（これらは本書の主要な焦点ではないけれど）とを関連づけてみた。さらに、章の順番は、受精から幼児期までのセックス／ジェンダーの展開に基づく、発達過程におおよそそって構成されている。最終章では、人間のセクシュアリティや子どもの頃のセックスの違いについての考えをまとめてみた。

　最後に、シリーズの編集者であるレナード・デイビス、ラウトレッジ社の編集担当スチーブン・ルッターとリー・バブ－ローゼンフェルド、本書を再検討して頂いたワシントン大学のジュディス・ハワード、ロサンジェルス・ヴァーリー大学サリー・ラスコフ、ウェズレイン大学のマリアンナ・リトヴィシュからの寛大で素早い援助に感謝の意をささげたい。最も重要なことは、ワイフのポーラ・A・ヴォゲルがすべての原稿を熟読してくれ、内容の方向性に誤りがないことを確信させてくれたことです。彼女の愛と支えがなければ、私の生涯の大半の事柄と同様に、この企画は成しえなかっただろう。

目　　次

はじめに ……………………………………………………… ⅰ

1章　ジェンダーレスの未来？ …………………………… 3

2章　らせん構造と階層構造 …………………………… 6

どこから始めたらよいのだろうか？　6

要　約　13

3章　分子とセックス ……………………………… 15

変化あってこその人生　15

「染色体のセックス」から「胎児の性腺のセックス」へ　21

「胎児のホルモンのセックス」から「外性器のセックス」へ　26

「胎児の性腺のセックス」から「胎児のホルモンのセック

ス」、さらに（最終的な）「外性器のセックス」へ　28

4章　ホルモンと脳 ……………………………… 33

脳にセックス（性別）があるのだろうか？　33

脳の話1──マウスの遺伝子　34

脳の話2──鳥のホルモン　37

脳の話 3 ──齧歯類　40

脳の話 4 ──人間　45

5章　ワタシは男の子?　女の子?
〈ジェンダー・アイデンティティの出現〉 ···· 53

準実験からの知見　53

発達心理学からの知見　61

ジェンダー不一致の子どもたち　70

6章　同性愛について考える ······························ 85

セクシュアリティには歴史がある　85

歴史学ではなく、人類学ではどうだろうか?　93

それでは、生物学ではどうだろうか?　98

性的指向とは何なのか?　102

セクシュアリティを捉える枠組みを作る　104

測定されていること、それがすべて　106

サンプルが作りだす違い!　111

DNA についてはどうだろうか?　114

欲望の研究の枠組みを作る　115

7章　集団について考える、個人について考える　124

文脈における違い　124

大人の場合はどうなのか?　131

8章　ピンクとブルーは永遠か? ······················ 136

幕　間　136

目　次　vii

9章　ピンクとブルーの発達のダイナミックス …・ 140

発達する色の好み　140
神経細胞のトレーニングによって見ることができる　142
喜びの原理？　144

10章　おわりに：ジェンダー（およびセックス）の将来　149

遺伝子、染色体、生殖システムは進化の時程表にそって変化
　　する　149
脳は一世代でも変わりうる　150
幼児のジェンダーに対する文化的反応が変わるには何世代も
　　かかる　152
ジェンダーの社会的・法制度的変化は一世代でも生じるが、
　　もっと長くかかることもある　153

引用文献　157
索　引――人名索引　175／事項索引　177
訳者あとがき　183
訳者紹介　189

【凡例】

1、原書でイタリック体の強調には訳出にあたり傍点を付し、" "
　を付した用語には「　」を用いた。また、（　）で括られた用語に
　ついてはそのまま（　）で括った。
2、原注は表示と同じページに脚注として掲載した。
3、解説または説明を加えた方が理解に資すると思われる用語につい
　ては訳注（［　］内）を付している。

セックス／ジェンダー
性分化をとらえ直す

【SexとGenderの訳出について】

■SexとGenderの訳であるが、Sexについては「（生物学的）性別」と訳すのが妥当かもしれない。しかし本書では、Sexの多様性（グラデーションとして性別を捉える）が強調されているがゆえに、「性別」と訳してしまうと、男性か女性という二つのカテゴリーだけが強調され、多様性のニュアンスが薄れてしまいかねない。そのためにあえて「性別」と訳さずに、そのまま「セックス」とした。場合によっては、あくまでも多様性を念頭におきながら、「性別」と読み替えた方がわかりやすい箇所もある。たとえば「脳にセックスがあるのか」は「脳に性別があるのか」と読み替えてもよい。ただし、日本語で「セックス」と表現すると、「性行為」をイメージすることが少なくない。原著でも、いわゆる性交の意味でSexが用いられている場合がある。その時は、「セックス」とせずに「性交」とか「性的行為」等とした。

■Genderに関しては、対応する適切な日本語が見当たらない。Sexと対比させて「（社会的・文化的）性別」と訳すこともできよう。しかし、上述したように「性別」という訳は本書ではなじまない。加えて、著者の最初の著書の邦訳も「ジェンダーの神話」とされていることもあって、そのまま「ジェンダー」とした。

(訳者)

1・章 ジェンダーレスの未来？

　彼らは一体何を考えていたのだろう。2010年３月、オーストラリアのニュー・サウス・ウェールズの出産・死亡・結婚登記所は、スコットランド生まれのノリー・メイ－ウェルビーに対して、「性別が特定できない（不明）」とした移民（入国）証明書を交付した。メイ－ウェルビーに対して、彼女／彼のセックスないしジェンダーを特定することなく移民を許可したという役所の決定は、後にさらに拡大した争いとなった。結果的にメイ－ウェルビーのジェンダーが特定されないことを公式に認めたことは、その後も続く争いの一つの通過点であった。世間の注目が高まり、登記所は、ジェンダー中性を認証した法的証明書ではないとしながら、態度を撤回した。現在、メイ－ウェルビーは訴訟中である。さらに、メイ－ウェルビーは、ジェンダー・フリーで生きることを願う地上でただ一人の人間ではない。レポーターのバーバラ・カントロビッツとパット・ウィンガートは、自分のジェンダーが中性であるとする人びとが増加していると指摘している（Kantrowitz & Wingert, 2010）。

　ジェンダーのカテゴリーについての混乱（男性？　女性？　どちらでもない？　両方？）は、常にニュース価値のある問題のようだ。南アフリカのランナーであるカスター・セメンヤの場合を考えてみよう。2009年の夏に、彼女は女子の800メートル競争の

記録を数秒縮めた。彼女の記録は男子に18秒及ばなかったとはいえ、その記録は「セメンヤは、実際は男性ではないのか？」という疑惑を引き起こした。トラック競技とフィールド競技を統括している国際陸上競技連盟（the International Association of Athletics Federations：IAAF）が、ジェンダー・テストが終わるまで彼女を競技から排除すると決断した時、国際的な物議が一気に巻き起こった。

　「何なの？」「ジェンダー・テストって一体何なの？」　男性であるか、女性であるかを示すのは単純なことだと考えるかもしれない。実際に、ある場合は単純なことである。しかし、常に単純というわけではない。セメンヤが競技に復帰することをIAAFが決めるまでに１年以上もかかった。2010年８月、彼女はドイツのベルリンでの女子の競技で勝利し、2011年６月にはノルウェーのオスロでの競技で３位になった（"Bolt Blitz in Oslo ; Athletics," 2011）。しかしIAAFは、個人的できわめてプライベートな健康情報を含むものであるとの理由から、カスター・セメンヤのジェンダー・テストの結果を公表しなかった。そのために、ジェンダー・テストが実際にどのようなものであり、セメンヤの場合には、彼女が競技に復帰するために必要な情報とはどのようなものかについて、未だに明らかにされていない（Caster Semenya, 2010）。

　ジェンダーレスのオーストラリア移民。記録を打ち立てているが実際には女性でないかもしれない競技者たち。こうしてみると、ジェンダーの将来をどう考えたらよいのだろうか？　実際にジェンダーは消滅しつつあるのだろうか？「私は疑問に思う」。二つ以上のジェンダーのカテゴリーを考えるべきなのだろうか？「できればそう思う」。ジェンダーのない将来を知的に考えるうえでセックスやジェンダーについて私たちは十分な知識を持っているのだろうか？「持っていないと思う」。受精時に合体する染色体

は、生涯にわたってセックスやジェンダーを固定してしまうのだろうか？「そう思わない」。社会はすべてセックスやジェンダーについて（多少とも）同じように考えているのだろうか？「そう思わない」。社会はこれからも常にセックスやジェンダーについて同じように考え続けるのだろうか？「これからはそうではないだろう」。おそらく、セックスやジェンダーについて私たちが知り得ない出来事があるかもしれない。もしそうならば、なぜ私たちはそれらを知りえないのだろうか。こうした疑問は、本書で問題にする事柄に含まれている。おそらく、あなたは、自分がセックスとは何か、ジェンダーとは何か、さらに人間のセクシュアリティの基本のすべてについて、知っていると考えていることでしょう。おそらくそうでしょう。しかし本書では、発達しつつある胎児から始め、セックスやジェンダーについて私たちがどのようなことを知っているか、どれほどよく知っているのかをあらためて検討してみたい。こうして得られた知識に基づいて、おそらくジェンダーの将来を、完全なものとしてではないとしても、少なくとも知的に見据えることが可能になると思われる。

2・章 らせん構造と階層構造

どこから始めたらよいのだろうか？

　ここから始めなければならないという正しい場所など存在しない。男の子と女の子の出会い（あるいは、女の子が精子バンクで精子を入手する）から始めるのか、卵子と精子の発達から始めるのか、それとも、もっと伝統的に受精（精子が卵子と融合する）の瞬間から始めるのか。どこを出発点にしようと、セックスやジェンダーの物語の途中からスタートすることになる。ループ状のある場所からさらに前に進むと、もとの場所に戻ってくることになる（図2-1）。まずは、伝統的な枠組みでスタートすることにし、セックスの発達について生物学で現在知られているいくつかの事柄を取り上げ、次に、基本的な物語をほんの少しだけ複雑にするような興味ある話題を付け加えてループを戻ってくることにしよう。

　1950年代に、ジョン・ホプキンズ大学の心理学者ジョン・マネーと同僚たちは、性別が曖昧な患者の先駆的研究を始めた。睾丸と膣、卵巣とペニス、二つのX染色体と陰嚢といった非定型な組み合わせを持って生まれた子どもや大人に関する研究を始めるに当たって、マネーは、セックスとジェンダーの階層モデルを開発した（図2-2）。彼は、受精を出発点とした。人間の男性は、X染色体と常染色体を含む精子と、Y染色体と常染色体を含む精

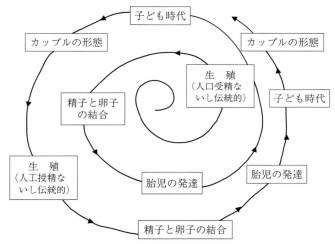

図2-1　セックスの螺旋的変化

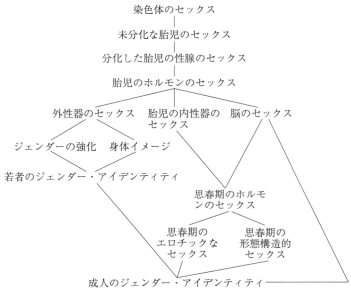

図2-2　セックスの階層

子という二種類の精子を作る。X染色体、Y染色体、常染色体がセックスの発達にどのように寄与するかについては、第3章で論じることにし、ここでは、大きな枠組みに焦点を当てることにしよう。男性がX染色体あるいはY染色体を持つ精子を作るのに対して、二つのX染色体を持つ女性は、X染色体と常染色体を含む一種類の卵子だけを作る。卵子と精子は一つに合体する。その結果、常染色体プラスX染色体と常染色体プラスY染色体の組合せ、あるいは、常染色体プラスX染色体と常染色体プラスX染色体の組合せとなる。このようにして、私たちがセックス－ジェンダーと言っている、多層からなる葉状をした構造の中で、ジョン・マネーが染色体のセックスと呼んだ第一の階層が作られる。

　通常、受精してからおよそ8週で、Y染色体を持つ胎芽〔胎生動物の受精卵が卵割して親と同じ形態になるまでの個体で、ヒトでは受精後8週の終わりまでで、それ以降は胎児と呼ぶ〕は、初期の睾丸を発達させ、二つのX染色体を持つ胎芽（胎児）は12週までに初期の卵巣を発達させる。発達しつつある胎児が、性腺〔睾丸と卵巣に対する一般的用語〕を形成させると、胎児の性腺のセックスが定められる。胎児の性腺はその後急速に作用し、胎児の成長に重要な役割を果たすホルモンを作りだす。らせん状を進んで相対的に前の位置に戻るように見えるが、詳細については次章で見ることにしよう。この時点では、いったん胎児の性腺ホルモンが分泌されると、胎児はホルモンのセックスを形成するということがわかれば十分である。胎児のホルモンのセックスは、内性器（女性の子宮、子宮頸管、卵管や、男性の精管、前立腺、副睾丸）を形成させる。4カ月の終わり近くになると、胎児のホルモンは外性器（男性のペニスや陰嚢、女性の膣やクリトリス）を形成し終える。こうして誕生までに五つの階層のセックスを持つことになる。後で見るように、これらの五つの階層は、常に互いに一致

しているとは限らない（Gilbert, 2010）。

ここまでは階層をたどり始めただけである。マネーと同僚が指摘するように、誕生すると、新生児の周りの大人たちは、外性器の構造を識別して、それに基づいてセックスを定める（外性器の二型性）。この定め方は、新生児のジェンダーの社会化を開始させる社会的反応を方向づける。ここで、セックスからジェンダーへと用語が変わることに注目しよう。マネーたちは、個人的アイデンティティないし自己提示の仕方としてジェンダーという用語を用いている（Green, 2010 ; Money & Ehrhardt, 1972）。これらは、個々の文化の中で、固有なものとして構造化される。たとえば、アメリカ合衆国では、男らしい女性あるいは男性を装っている女性は、ズボンを穿き、髪をショートにし、メイクを控えようとするだろう。ほとんどの心理学者と対照的に、社会学者の多くは、男女を区別する社会構造に言及するためにジェンダーを用いる（Lorber, 1994 : 表2-1）。こうした社会の構造は、たとえば、公共のトイレを男女別にしたり、パスポートや運転免許証といった公の文書で性別を示すといった要請に関する限り、それほど気にならないように思える。しかしこうした構造は、たとえば、女性の運転や投票を禁じるといった法律のように、個人の自由を実際に制限することもありうる。

私としては両方の意味で「ジェンダー」を用いるつもりだが、身体や個々人の行動を言及する際には、「セックス」という用語を用いる。したがって、個々人は一つのセックス（男、女、どちらとも言えない、その他の性）を持つことになる。しかし、個々人は、様々な社会的なジェンダーの慣習を通して社会と関わっている。こうして、それぞれの個人は自分のセックスに対応するようなジェンダーの示し方をし、それぞれの文化に固有なジェンダーの枠組みを用いている他者から評価されるのである。したがっ

表 2-1　ローバーによるジェンダーの下位分類

社会制度としてのジェンダーの構成要素	個人に関する、ジェンダーの構成要素
ジェンダーの地位（状態）：行動的、ジェスチャー的、言語的、情緒的、身体的になされたことに対して、社会的に認められたジェンダーや期待	セックスのカテゴリー：誕生時に生得的に割り当てられたり、その後の外科的手術で割り当てられた単位
ジェンダー化された労働の分類	ジェンダー・アイデンティ：労働者や家族の成員としてジェンダー化された個々人の自己意識
ジェンダー化された血縁関係：それぞれのジェンダー地位に対する家族の権利と責任	ジェンダー化された婚姻・出産地位（状態）：認められたり、あるいは、認められない、性交・受胎・出産・血縁役割の実践ないし非実践
ジェンダー化された性的記述：それぞれのジェンダーの地位ごとに規定された性的欲求や性的行動の規範的パターン	ジェンダー化された性的指向性：社会的・個人的にパターン化された性的欲求、感情、習慣、アイデンティフィケーション
ジェンダー化されたパーソナリティ：それぞれのジェンダー地位ごとにジェンダー化された行動規範によってパターン化された特性の組み合わせ	ジェンダー化されたパーソナリティ：家族構成や育児によって体系化された社会規範に即して内在化された情動パターン
ジェンダー化された社会的統制：ジェンダーに一致した行動に対する公的ないし非公的な是認や報酬及び、ジェンダーに一致しない行動に対する烙印や病理化	ジェンダー化されたプロセス：ジェンダーをすること—ジェンダーに相応しい行動を学習したり、実践する（即ち、ジェンダー・アイデンティティを発達させる）社会的慣習
ジェンダー・イデオロギー：自然な（生物学的な）違いを主張する際にしばしば引き合いに出される、ジェンダーの地位の正当化	ジェンダーの信念：ジェンダー・イデオロギーを受け入れたり、抵抗すること
ジェンダーのイメージ：象徴的な言語や芸術作品でのジェンダーの文化的表象	ジェンダーの表出：服装、化粧、アクセサリー、恒久的・可変的身体標識を通じてなされる、ジェンダー化された人物としての自己の演出

（出典：Lorber, 1994：30-31.）

てジェンダーは、まさに見る者の目の中にあり、セックスやジェンダーの示し方は、それを示す者の身体や心の中にあることになる。

しかし、ここで新生児に戻ってみよう。新生児の性器レベルでのセックスに対する社会の反応は強力である。着衣と玩具という二つの標識を考えてみよう。芸術家のユン・ジョンミは、数年にわたって、子どもたちの持ち物に対して、ピンクとブルーのイメージが与えられていることを示すプロジェクトに携わった。ユンは、ローレンとキャロリンという二人の女の子のピンクの持ち物、イーサンという男の子のブルーの持ち物の写真を撮影している（Yoon, 2006）。その写真にはいくつかの情報が含まれている。色の印象の強さだけでなく、女の子のローレンとキャロリンの周囲には、洋服、人形、縫いぐるみの動物が非常に多く見られ、イーサンの周囲に見られる工具、スポーツ用品、トラックと対照的である。

新生児のための贈り物をもらったり、購入する際、両親はどんな選択肢を持っているのだろうか。赤ちゃん用の洋服のカタログが掲載されている、ベビザラスのウェブサイトを見てみよう。そこでは、赤ちゃん用の洋服が、女の子向け、男の子向け、兼用（中立）とカテゴライズされている。黄色のアヒルの雛はジェンダー中立を示すとしても、男の子向けとされる洋服には、猿とかスポーツの絵柄が付いており、色はブルー、ブラウン、グリーン、ホワイト、ブラックである。生まれたばかりの女の子の洋服の色は、パープル、ピンク（ないしピンクで飾りつけられた）、パステルライト・グリーン、ホワイトで花柄が付いている。稀に、中立的なものとして、キリンのロゴが付いたホワイトの洋服がある。

玩具の分野では、男の子用か女の子用とされるアイテムに多くの重複がある。しかし、区別は、はっきりしている。ジェンダー

中立とされている玩具はないけれど、男の子の玩具カテゴリーと女の子の玩具カテゴリーは共に、ベビー・アインシュタイン社の製品と同じように特徴づけられている。男の子用のページには、多種多様のトラックや「ニューヨーク・ヤンキースのＡＢＣブック」（the *New York Yankees ABC My First Alphabet Book*, 2009）が特徴的だ。公平のためにか、女の子のページにも中立的な色、黄色、女の子色すなわちピンクに彩られたトラックも見られる。その他の女の子向けのものには、Leap Frog Cook & Play Potsyとかフィッシャー・プライス社のお人形セットなどがある。マネーは、こうしたピンクやブルーの氾濫について、そっけなく「他者の反応」としているが、私はもっと相応しい名称があると考えている。「ジェンダーの強化」である。

　赤ちゃんは、生まれてすぐに周りを探索し始める。まずは、感覚によって情報を取り入れることから始める。触覚、温かみ、光、音を感じる。空腹を感じると、授乳される。自身の泣き声を聞くと、世話をする人が対応してくれる。赤ちゃんは、濡れて、便のたまったおむつの不快さに反応し、性器、会陰、肛門部位を清潔にし、乾かし、パウダーしてくれる大人の感覚を経験する。こうした単純な始まりから赤ちゃんは、自分の身体の感覚、感覚的身体イメージを発達させる。外性器の構造は、発達しつつある身体イメージに影響を及ぼすが、それは別のレベルのセックス、すなわち身体イメージのセックスの形成である（図2-2参照）。

　しかし、もっとある。マネーは胎児の性腺のセックスに、彼が脳の二型性と呼んでいる（私は脳のセックスとしている）もう一つの階層を結びつけている。ここでは、脳のセックスとは何か、実際にそういったものがあるのか、もしあるのならば、それはいつ頃発達し、男性と女性の発達にどんな意味をもたらすのか、等々に関して現在非常に多くの議論があること（Fausto-Sterling,

2000 ; Fine, 2010 ; Jordan-Young, 2010）を指摘するだけにして、この問題に関して第4章で再度検討することにしよう。しかし、脳のセックスというマネーのパラダイムは、ジェンダーの違いを研究する多くの科学者たちの考えを支配しており、だからこそ、最初に図として掲げたのである。

要 約

　新生児は、染色体のセックス、胎児の性腺のセックス、胎児のホルモンのセックス、胎児の内性器のセックス、脳のセックス（これはさらに多くの階層に分かれる）、外性器のセックスといった多階層のセックスをもって生まれ、子宮から離れる瞬間を出発点とし、身体感覚や社会的ジェンダーの強化を発達させてゆく。マネーたちは、こうした一連の多様な「セックス」が組み合わされて、子どもたちの男性や女性としての自己感覚（マネーらが若者のジェンダー・アイデンティティと呼ぶもの）が作りだされるとしている。最終的に、思春期になると、胎児の発達を通して分化してきた性腺が活発になり、もう一つの階層（思春期のホルモンのセックス）を作りだす。こうした10代の「激しいホルモン」は、エロチックな感覚、欲求（思春期のエロチックなセックス）、男女で異なる成人の身体構造の発達に作用する。これらは、マネーが思春期の形態構造的セックスと呼んでいる。これらすべての異なったセックス及びアイデンティティが収束して、成人のジェンダー・アイデンティティ（成人の男性ないし女性としての感覚）が作りだされる。

　これはとてもすっきりした図式である。確かに、多少とも複雑ではあるが、それでもすっきりしたラインが示されている。人びとがすべきことは、こうした発達の道筋に沿って進んでいくことであり、その最終地点ははっきりしている。すなわち、男性であ

ることが自明な人へと発達していくのか、女性であることが自明
な人へ発達していくのかである。確かに、それぞれの階層が相互
に独立して発達していくのだと理解している限り、すっきりして
いる。あまり多くはないが、真正の混合体（インターセックスと
呼ばれる場合がある）として子どもが誕生することがある。たと
えばXXでペニスや陰嚢を持っていたり、XYで乳房が発達して
いる場合がある（Blackless, Charuvastra, Derryck, Fausto-Sterling,
Lauzanne, & Lee, 2000）。こうした人びとのジェンダー・アイデン
ティティの形成にどんなことが生じるかは全体として予測できな
いが、この問題については第4章で再び検討することにしよう。
しかし、その前に、生物学の基本をもう少し見てみよう。

●参考文献

Dreger, A. D.（1998）. *Hermaphrodites and the Medical Invention
　of Sex.* Cambridge, MA : Harvard University Press.

Epstein, Brad M.（2009）. *New York Yankees ABC My First Alpha-
　bet Book. Aliso Viejo, CA ∴* Michaelson Entertainment.

Karkazis, K.（2008）. *Fixing Sex : Intersex, Medical Authority and
　Lived Experience.* Durham, NC : Duke University Press.

Kessler, S.（1998）. *Lessons from the Intersexed.* New Brunswick,
　NJ : Rutgers University Press.

Kessler, S. J., & McKenna, W.（1978）. *Gender : An Ethnomethodo-
　logical Approach.* New York : John Wiley & Sons.

Lorber, J.（1994）. *Paradoxes of Gender.* New Haven, CT : Yale
　University Press.

Preves, S. E.（2003）. *Intersex and Identity : the Contested Self.* New
　Brunswick, NJ : Rutgers University Press.

Stoller, R.（1992）. *Presentations of Gender.* New Haven, CT : Yale
　University Press.

3・章 分子とセックス

変化あってこその人生

　動物のセックスあるいは生殖における多様性について、何冊もの大著が出版されている（たとえばBagemihl, 1999 ; Bell, 2008.参照）。これらの本に述べられているのだが、オスをまったく必要としないトカゲ（そして、多くの昆虫）が存在している（Crews & Fitzgerald, 1980)。このような生物の場合、メスは受精をせずに、いわゆる単為生殖（文字通りの「処女懐胎」）によって胚の発生を進行させる。また、三つのセックスを有する昆虫や[1]四つのタイプのセックスを持つ魚も存在する。

　たとえば、アメリカ北部の湖や池によくいる淡水魚のブルーギル。この魚は、春になるとオスが浅くて丸い巣を作り、メスを誘おうと巣のふちにそって泳ぎ回る。メスが誘い込まれると、それぞれ精子と卵を備えたつがいが巣の回りを右回りに旋回し、次世代の誕生を待つ。受精は体外でなされ、メスが水中の巣に産卵し、オスがその卵の上を泳いで上から精子を重ね、うまく受精できるようにする。未だ楽しい雰囲気が残る中、メスは巣を離れる。そ

1　たとえばアブラムシには、新しい植物に移動する有翅のメスと、オスなしで繁殖する無翅のメスがいる。翅を持つメスの一部が秋にオスを産み、そのオスと交尾したメスが産んだ卵が越冬する。春に孵化するのは翅のないメスのみである。

の一方オスは巣にとどまり、尾で巣に空気を送り、卵と稚魚を守り、場合によっては他のメスを誘うこともある。ここまではマザーグース的な、わかりやすい話である。

　このブルーギルだが、成長すると、オスは三タイプに分かれる。第一のタイプは、生涯の後半（7歳以降）に成熟し、保護オスあるいはブルジョアのオスと呼ばれる［日本語では縄張り雄とも呼ばれる］。比較的大きく、表示色を持っている。このような保護オスは巣を作り、通りかかったメスに、巣の中で卵を産むように求愛し、卵を受精させ、生まれた子の世話をする。第二のタイプのオスは、若年で成熟し、スニーカー［コソコソと忍びこむ奴の意味］と呼ばれる。最も小さなオスで、保護オスとメスが交尾をしているときに、中にすばやく入り込んで放精する。これにより、たくさんの卵のうちいくつかを自分の精子で受精させることができる。最後はサテライトのオスである［日本語では雌擬態雄とも呼ばれる］。メスに擬態してペアの産卵に加わり、放精する。スニーカーのオスが成長すると、大きな保護オスの成長過程とは異なる発達の道筋をたどって、サテライトのオスへと変わっていく（Godwin, 2010 ; Gross & Charnov, 1980）。

　魚の中にはオスのタイプが複数あるものや、オスからメスに完全に変化するもの（あるいはその逆）もある。このことだけでも驚きだが、さらにびっくりするのは魚たちの社会的文脈がこの変態をコントロールしているという点である。珊瑚礁に生息するクリーナー・ベラと呼ばれる色鮮やかな小さな魚がいる。この魚は珊瑚礁の特定のスポットを泳いでいて、小さなクリーニング・ステーションを作っている。大きな魚がそこに入ってくると、その魚にぶらさがって寄生虫を食べてきれいにするのである。全体として片利共生的な状況となっている。このベラの群れは、一匹あるいは少数の支配階級のオスと、体長にばらつきのある多数のメ

スから成りたっている。もし、支配的なオスが死んだり、あるい
は心ない科学者によって群れから取り除かれたりすると、もっと
も大きなメスが文脈の変化を感じて、数日の内に生殖活動が積極
的なオスへと身体を変化させる。性別を変えるという魚の能力は、
分類学上7つの科、27の目、そしてさらに多くの種に見られる
現象である（Godwin, 2010）。

　科学者たちは、1970年代初頭から社会的状況によってセック
スを変えてしまう魚について研究してきたが、どうしてそうなる
のか、未だにわからないことがたくさん残っている。脳のシグナ
ルが視床下部と下垂体に影響を及ぼし、次に性腺がギアシフトさ
せるよう刺激することまではわかっている。オスがいなくなった
ことを察知すると、メスの卵巣は機能を停止し、後の卵は退化し、
性腺はテストステロンや、精巣を形成するために必要な他のホル
モン、最終的には精子を生成するようになる。しかし、重要なこ
とがわかっていない。社会的文脈での出来事が、どのようにして
個々の身体を変化させる原因になっているのだろうか？　神経シ
ステムを再構築する社会的手掛りは、視覚的なものなのか、聴覚
的なものなのか、機械的なものなのか、あるいはわれわれがまだ
概念化していない別の何かなのだろうか？　これらの疑問は、確
かに実験的に検討できるし、その答えは、情報がどのようにして
個体の内側と外側という境界を超えて作用するのかを解明する手
掛りをもたらすだろう。

　ある種の魚の場合、外界との相互作用がセックスを決定する。
このこと自体が不思議にみえるかもしれないが、もっと不思議な
のは、多くの爬虫類の場合、受精卵が孵化する際の気温がオスに
なるかメスになるかを決めることである。さらに驚くのは、その
過程が種によって異なっている点である。たとえば、ミシシッ
ピ・アカミミガメの場合、卵が摂氏26度で育ち孵化するとオス

になる。31度で育った場合には、メスになる。アメリカワニの場合、すべてをメスにしようとするならば、（非常に注意深く）卵を手に入れ、30度か35度で育てて孵化させればよい。そうせずに、（これも非常に注意深く）32.5度から33度で育てて孵化させると、すべてオスになる。ヒョウモン・トカゲモドキの場合には、気温が高い（31〜33度）とオスになり、低い（23〜28度）とメスになる。

　脊椎動物の生殖過程に見られるこうした「見事な配列」（Shoemaker & Crews, 2009 : 294）は、初期性決定（*primary sex determination*）と呼ばれている。人間も含め多くの脊椎動物は、染色体（遺伝子型と呼ばれる時もある）を用いて性決定をしている。つまり、染色体に組み込まれている遺伝要素が、二つの道筋のどちらか一方向へと発達を導くのである。人間や他の多くの哺乳類の場合、この特別な要素となるのがY染色体上に見出される遺伝子で、この遺伝子が胚をオスの方向に発達するよう指示をだす。いくぶん正確さにかけた表現だが、簡単に理解するなら、哺乳類のY染色体は、性決定の染色体である。ただそう表現すると、あたかも男女の両方を決定するかのように聞こえてしまう。より正確に言うと、「ほとんどの哺乳類においてY染色体はオスへの発達へと方向づける」という表現になる。一方、鳥の場合、初期性決定として環境形態より染色体を用いているのは哺乳類と同様だが、その遺伝子はオスがZZ、メスがZWという形になっている。ここでもオスに性決定要因がある。言い換えれば、今度はZ染色体の中にその遺伝子があることになる。ただし、オスになるように発達を作動させるには、ZZ胚をオスにし、ZW胚をメスにするように、Zファクターを二回スイッチしなければならない（Gilbert, 2010）。

　これまで、魚類の場合には集団の社会構造の変化が、爬虫類の場合には孵化の温度が、それぞれセックスを変換させたり、オス

とメスの割合（セックス比）の極端な偏りを生みだしたりすることを見てきた。これらの生物において、どちらかのセックスへと分化させるシグナルが主に染色体から生じているわけではないという事実と、染色体の構成がセックスを決定するという考えは、矛盾しない。ここでのシグナルは生理学的なものであり、遺伝子が含まれている限り、これらのシグナルは何らかの遺伝子から発生している。特定の遺伝子がセックスの発達を進行させるのではない。しかし性決定の染色体を持つ動物において（たとえば鳥類や哺乳類）、母親や父親がおかれた環境も時には誕生のセックス比を変えることがある。思い出してほしいのは、両方の親が、複数の常染色体に加えて、単数の性染色体を持つ生殖体（精子か卵子いずれか）を作りだすという事実である。精子と卵子が結合する際に、二本の染色体が（両方とも同じか、または異なるものと）組み合わされるので、結果が予測できる。理論的には、オス・メスのいずれかになるチャンスは五分五分である。しかし実際には、「色々なことが起きる」。

　実際に、オスとメスの数が一対一でないことがよくある。齧歯類ではこうした偏りを生じさせるいくつかの事象が、これまで研究されてきた。しかし依然として、その結果を人間に適用できるかについては、はっきりしていない（Cramer & Lumey, 2010 ; Kiely, Xu, McGeehin, Jackson, & Sinks, 1999 ; Rosenfeld & Roberts, 2004）。たとえば、豊富な栄養で育ったネズミは、メスよりもオスの子どもを多く産む。乏しい栄養で育った場合、セックス比は劇的に落ち、一匹のオスに対し三匹のメスというくらいに非常に偏ってしまう（Rivers & Crawford, 1974）。大型哺乳類の場合、強いメスはより多くのオスを産むが、妊娠前や妊娠期間中の一般的なストレス状態は、オスを出産する割合を低下させる（Rosenfeld & Roberts, 2004）。栄養、強さ、ストレスは、いずれも受胎や妊娠を妨げる生理的な

影響をもたらす作用因となり、環境からの刺激を受けた時にセックス比をどちらかの方向へ偏らせてバランスをとるというネットワークが働く。

　母親が娘を多く産む（息子をあまり産まない）という現象を生みだす具体的なメカニズムはわかっていないが、論理的にはいくつかの可能性が考えられる。

　1．射精の後、未受精卵に向かう動きや移動において、母親の生理的な状態が、Xを持つ精子とYを持つ精子に対して異なる影響を及ぼすことが考えられる。あるいは、オスの栄養状態が、Yを持つ精子の発達を射精前に妨げてしまうのかもしれない。

　2．卵母細胞の発達は、母親の生理学的な状態によって変化するため、Yを持つ精子よりもXを持つ精子と結合しやすい卵子が排卵されるように方向付けられるのかもしれない。

　3．同じ数のXXとXYの胎芽が子宮内で生まれるのかもしれないが、どちらかが他よりも成長しやすいのかもしれない。オスの比率がメスに比べて低い場合には、XYの胎芽が発達のごく初期の段階で死亡しやすいのかもしれない。

　これ以外にも、別の可能性があることは間違いない。なぜなら、染色体によって性決定をする動物にあってそのセックス比の偏りを生じさせるメカニズムについては、まだ十分には解明されていないからだ。この分野におけるひたむきな研究が20年続けば、さらに明らかになっていくだろう。

「染色体のセックス」から「胎児の性腺のセックス」へ

さらに続けよう。「性決定」というフレーズは、オスへの発達とメスへの発達の両方を意味している。しかし、科学文献では、しばしばこの言葉はオスへの発達だけの議論を予測するものとなっている。たとえば、多くの研究論文で、哺乳類のY染色体における遺伝子要素は、「オス決定要素」ではなく、「性決定要素」と呼ばれている。こうした省略が生じるのは、論文執筆者が、メスへの発達はオス決定要因が欠如した場合に生じるということを暗に示しているのかもしれないし、あるいはメスへの発達について言及するのを完全に忘れているのかもしれない。メスであることは、何も言及されなかったり、何かが欠如してメスになったり、オスになるアクティブなプロセスを科学的に研究するのとは同じレベルで研究するに値しないものとされている。

こうしたことには、歴史がある。アリストテレスは「女性は、何らかの資質が欠如しているために女性である」と述べている（Fausto-Sterling, 2000 : 347）。もっと最近では、（フロイト流の）エディプス物語の記述が、男性の場合にはペニスを失うことの恐れや、原始的で欠損のある女性の状態に戻ってしまうことの恐れに対応しなければならないのに対し、女性の精神はペニスの欠如に順応しなければならないと述べている。女性を欠損として考えたり、女性がまったく考慮されなかった過去の長い歴史を振り返ってみれば、性決定に関する記述において、科学者が言葉の曖昧さに注意することなく見落としてしまっていることは、陰謀とまではいかないにしろ、決して偶然のことではない。

こうした見落としを積み重ねてきた結果が、メスへの発達に関する研究の相対的な欠如と結びついている（Fausto-Sterling, 2000）。卵巣の発達に関する知識は、「驚くほど」と表現する科学者がいるくらい、精巣の理解と比べると遅れている。実際に、1980年

代からフェミニストが指摘していて（Fausto-Sterling, 1989）、今日の研究者はそれを認めていることなのだが、私たちが卵巣について未だ相対的にわずかしか知らない理由の一つは、「卵巣の発達は『欠如』の結果であるという考えが支配的になり、卵巣を特徴づけたり作りだしたりするために必要とされる積極的な遺伝的ステップは何もないという誤った前提を導いてしまった」ことにある。こういった考えは、発達の過程で遺伝子がどのように作用するのかについて私たちが知っていることをふまえれば、論理的には支持できない（Wilhelm, Palmer, & Koopman, 2007 : 20）。ただ、皆が一様にとまではいかないけれど、科学者はゆっくりと、オスへの発達とメスへの発達における知識の偏りを是正し始めており、同時に、卵巣の発達と維持は分子的レベルから見た発達経路において受け身的ではないことが示されてきている（Veitia, 2010）。シューメーカーとクルーズ（2009）の発見が、よい例である。図3-1は、この論文の296頁の図式を単純化したものである。

　クリスティーナ・シューメーカーとデイヴィッド・クルーズは、テキサス大オースティンの生物学者であるが、脊椎動物の性腺の発達を、二つの位相に分けた（Shoemaker & Crews, 2009）。染色体的にオスであるものとメスであるものの胚の構成は、まずは同じように進行し、前性腺構造がつくられる。オスにもメスにもどちらにも発達できるため、「等位」と記述される時もある。古い文献では、この分化していない性腺は「未分化性腺」と呼ばれている。

　図3-1にあるように、経路の分岐にはY染色体が根本に存在している。数多くの遺伝的要因が、おそらく等位の性腺形成の一部として、この段階で活動を開始する。そして、これらの要因は染色体上でオスあるいはメスの両方の胎芽に作用する。（私はここで、記述を単純にするために、すべてが書かれている通りに進行

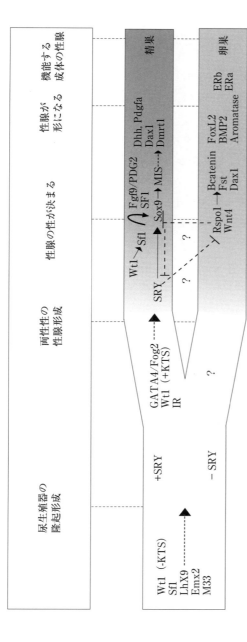

哺乳類の性腺の発達の根底には、遺伝子にかかわる事柄がある。ここでは特定の発達時点での遺伝子の活性化についてわかっていることをリスト化した。実線は、出来事を直接的に制御していることを示している。点線は、間接的であったり関係がはっきりしていないものを示している。Wt1などのイニシャルは、それぞれ、指示された場所で活動する特定の遺伝子を示している。このうちのいくつかが、本書の中で解説されている。

図 3-1 哺乳類の性腺形成：細胞組織発達と根底にある遺伝子の活動

していくかのように記述している。しかし、もちろん、様々な予期しない発達がある。たとえば、一つあるいは多くの遺伝子が間違って作用したり、あるいは予期しない形で作用するような遺伝子の変異などが、一般的な発達の道筋を変えてしまう可能性がある。)

　未分化な性腺細胞組織が形を整えると、性腺はオスの方向かメスの方向かのいずれかに発達し始める。長年にわたって、科学者たちはオスへの発達を制御するマスター遺伝子を探究してきた（時々、性決定のためのマスター遺伝子と誤って呼ばれる）。この遺伝子は、哺乳類の場合、Y染色体にあるSry（Sex Reversal on the Y chromosome）と呼ばれるオス決定要因である。Sry遺伝子は、Sox9（Sry-related HMG box）と呼ばれる遺伝子を制御する。このSox9は、第17番染色体長腕（常染色体）に位置している。オスへの発達には、SryおよびSox9両方が正しく作用を及ぼすことが必要である。どちらか一方の遺伝子が欠如していると、潜在的なオスは、メス方向へ発達する。ただしこの女性たちは卵巣を持っていない（Harley, Clarkson, & Argentaro, 2003）。このことは、メスへの性決定の重要な側面、すなわち卵巣形成へと積極的に導くステップが、未だよくわかっていないことを示している。図3-1に示されるように、いくつかの他の遺伝子も、通常の精巣形成へ方向づける遺伝子活動の網状パターンを共有している。これは胎児の性腺のセックスをオス方向に向かわせる過程である。そして図を見ると、この過程は独裁者に導かれているというよりも議会によって運営されていることがわかる。そろそろ、明らかになった過程にふさわしい、新たなメタファーを使う時期だ。

　未分化な性腺は、二つの遺伝子の影響を受けて、メス方向へと発達する（この分野の研究は遅れていて、私は、もっと多くのことが発見されると予測している）[2]。フォークヘッドボックス・

タンパク質L2（FoxL2）と、Wnt4（Wingless type MMTV integra-
tion site family）の両方の遺伝子が、卵巣分化における遺伝子ネットワークに関わる他の遺伝子の活動をコントロールする。
FoxL2は第三常染色体の中にあり、Wnt4は第一常染色体にある。
FoxL2とWnt4染色体を持たないメスネズミはオス化する。2006
年、R-spondin 1（Rspo1：第一常染色体の中に発見された）と呼ばれる新しい遺伝子が、メスへの発達に重要な役割を果たしていることが明らかにされた。Rspo1の活動がない場合、XXのネズミとXXの人間のどちらにおいても、Sryという、いわゆる「オスになるためのマスター遺伝子」がなくとも、精巣やオスの内性器・外性器の発達が促される（Parma, Radi, Vidal, Chaboissier, Dellambra, Valentini, et al., 2006 ; Tomizuka, Horikoshi, Kitada, Sugawara, Iba, Kojima, et al., 2008）。

　卵巣の発達におけるRspo1の役割が発見されたことによって、オスとメスの性腺の発達の関係性の解明が飛躍的に進められた。現在の一つの仮説は、Rspo1とWnt4が、一緒になってSox9の活動を制御し、そのことによってSox9の影響で生じる精巣分化要因が制御されるというものである。今や、Sryの活動はRspo1を抑制し、その結果としてメスへの発達が止まることは明らかなようである。細胞生物学者であるレオ・ディナポリとブランシェ・カペルは、卵巣決定におけるR-spondinの役割が発見されたことで、性決定に対する理解の枠組みがいかに変わったのかを述べている。積極的なオスへの発達と、消極的なメスへの発達という古い説明から離れて、「両性への可能性をもつ性腺は、二つのアクティブで反対の方向へ導く道筋の戦場である……」と記している

2　シューメーカーとクルーズ（2009：300）は次のように記している。「哺乳類の精巣の決定や差異化の基礎となる道筋は、卵巣の発達と比較して、より明確にいち早く説明されてきた。」

(DiNapoli & Capel, 2008 : 4)。

　細胞をどちらかの方向へ発達させるようなシグナルをだす巧妙な分子のネットワークのおかげで、人間の場合、発達の12週までに精巣あるいは卵巣という性腺発達を活性化させるようになる。胎児の性腺のセックス（別の言い方をすると初期性決定）も次に進めるよう準備が整っている。実際、（少なくとも精巣は）分化した胎児の性腺のホルモンを生成するまでに十分発達している。胎児のホルモンのセックスは、今度は、第二の性決定の発達の段階、すなわち内性器とその後の外性器の性別分化を決定する段階において、重要な役割を担うのである。

「胎児のホルモンのセックス」から「外性器のセックス」へ

　未分化、あるいはどちらの性へも分化できる可能性、といったテーマは、セックスの発達の全体に流れている。性腺それ自体はどちらの性へも分化できる構造として始まる。性腺に付随する管も同様である。この管は、精子や卵子を輸送し、胎児の発達を維持させ、全体として生殖の核心を遂行させるのに必要なものである。発達しつつある精巣あるいは卵巣から生成されるホルモンは、どちらの管が初期の発達で生き残るかを選択し、適切な分化に影響を与える。

　XXとXY両方の胎芽において、どちらの性へも分化できる性腺発達は、中腎（文字通り、真ん中の腎臓）と呼ばれる組織を発達させる。哺乳類の初期の発達段階において、中腎は胎芽の腎臓として機能するが、発達が進むにつれ、よく知られた、誕生時（そして誕生前）に見られる豆型の腎臓（後腎）が出現して、中腎が担っていた不要物の排出という役割にとって変わる。中腎は、長い管［中腎管。ウォルフ管とも呼ばれる］によって排泄腔と呼ばれる仮の胚組織につながっている[3]。XXとXYそれぞれの胎芽

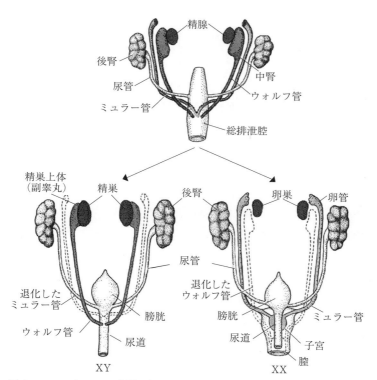

図3-2 XY と XX の内性器管の発達

は、一対の後腎と管を持っていて、性腺の対と対応しているが、排泄腔は一つだけで組織の中央に位置している（図3-2参照）。しかし、少し待ってほしい。さらにある。どちらの性へも分化できるこの段階においては、XXとXYの胎芽はそれぞれ、中腎管（ウォルフ管）と並行に位置し、同様に排泄腔につながる別の管も持っている。中腎管のすぐ横にあるため、解剖学者はそれを中

---

3 哺乳類の場合は一時的なものだが、他の多くの脊椎動物では成体になっても排泄腔が残る。

腎傍管と呼んでいる（はじめにそれを発見した解剖学者にちなんで、ミュラー管とも呼ばれている）。

「胎児の性腺のセックス」から「胎児のホルモンのセックス」、さらに（最終的な）「外性器のセックス」へ

　胎児の性腺が機能するようになると、二対の管が変化し始める。人間では、8週を経ると、胎児の精巣は二つの重要なホルモンを分泌する。一つは、ミュラー管抑制因子（Anti-Mullerian Factor：AMF）で、中腎傍管（ミュラー管）を退化させることで女性への発達を妨げる。第二は、胎児テストステロンで、これは中腎管に再作用して、輸精管、精巣上体、精嚢の発達に影響を及ぼす。初期の胎児のホルモンのセックスは、このようにして女性への発達を抑制し、男性への分化を促進させる。XX胎芽では、胎児の卵巣が8〜12週間で分化し始める。エストロゲンは、最初、母体の側で生成され、その後、胎児の卵巣が中腎傍管を卵管（ファローピウス管）へ発達するように促し、左右の中腎傍管が解剖学的な正中線に沿って癒合して、子宮、子宮頸管、膣が形成される。こうした胎児のホルモンのセックスの影響を受けて、テストステロンの欠如により、中腎管は退化し、女性へと発達していく。

　胎芽が内性器のセックス（前述したすべての管や管状器官）を形成すると、時間的に重なりながら、外性器のセックスが生じてくる。ここでもまた、胎児期のホルモンのセックスが、重要な役割を果たす。この段階での胎児の外性器（ペニス、クリトリス、陰嚢、膣のひだ）は、未分化あるいはどちらの性へも分化できる形である（図3-3参照）。未分化の間、XXの赤ちゃんもXYの赤ちゃんも、同じような陰部結節を有する。しかしながらこの陰部結節は、胎児期のホルモンのセックスに反応する。テストステロンやジヒドロテストステロンのようなアンドロゲンの影響を受け

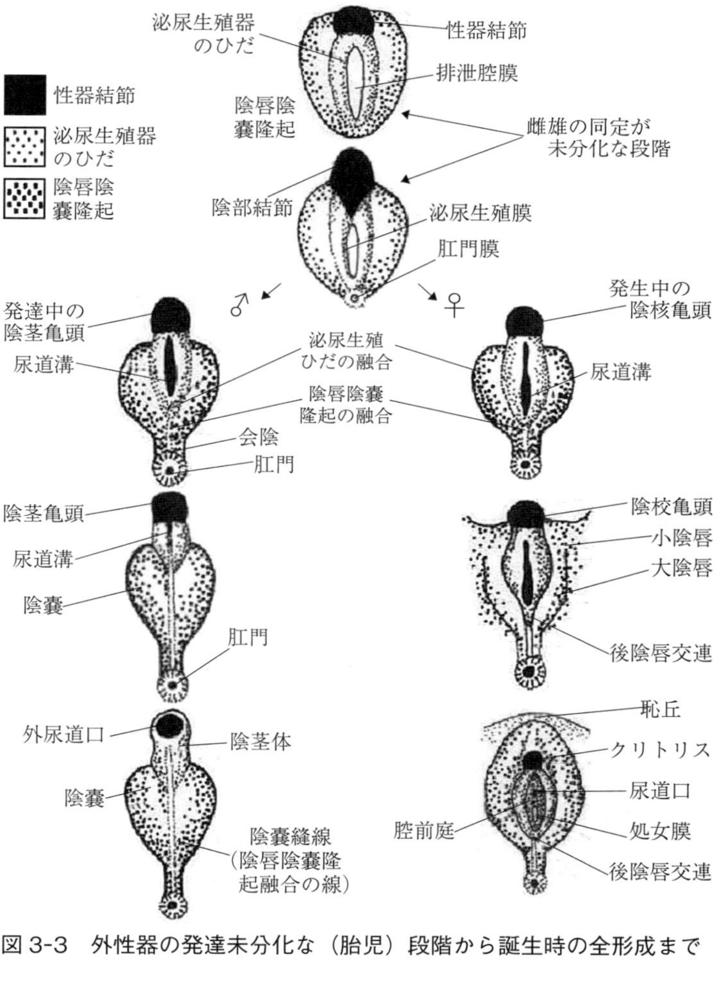

性器結節

泌尿生殖器
のひだ

陰唇陰
嚢隆起

泌尿生殖器
のひだ　　　　　　　　　　　　性器結節

排泄腔膜

陰唇陰
嚢隆起

雌雄の同定が
未分化な段階

陰部結節　　　　　泌尿生殖膜

肛門膜

♂　　　　　♀

発達中の
陰茎亀頭　　　　　　　　　　発生中の
　　　　　　　　　　　　　　　陰核亀頭

尿道溝　　　　　泌尿生殖
　　　　　　　　ひだの融合　　　　　尿道溝

陰唇陰嚢
隆起の融合

会陰

肛門

陰茎亀頭　　　　　　　　　　　陰校亀頭

尿道溝　　　　　　　　　　　　小陰唇

陰嚢　　　　　　　　　　　　　大陰唇

肛門　　　　　　　　　後陰唇交連

外尿道口　　　　陰茎体　　　　　　恥丘

　　　　　　　　　　　　　　　　クリトリス

陰嚢　　　　　　　　　　　　　尿道口

陰嚢縫線　　　　　腟前庭　　　　処女膜
（陰唇陰嚢隆
起融合の線）　　　　　　　　後陰唇交連

図 3-3　外性器の発達未分化な（胎児）段階から誕生時の全形成まで

ると成長してペニスへ分化し、エストロゲンの影響を受けるとク
リトリスになる。

　同じように、未分化な段階にあった陰唇陰嚢隆起は、アンドロ
ゲンの影響を受けて、正中線に沿って癒合し陰嚢になるか、ある

30

いは開いたままで膣の大陰唇になる。尿生殖器のひだは、（アンドロゲンの影響を受けると）正中線に沿って癒合し尿道を囲んでペニスになるか、開いたままで膣の小陰唇になる[4]。外性器の分化における中腎の詳細な知識は、エストロゲンの詳細な役割も含め、未だ十分ではないことに注意する必要がある。ここでも、男性への発達と比べると女性への発達についてはわかっておらず、研究者がさらに徹底して詳細を研究しようとするならば、現在わかっているよりも多くのことが明らかになるだろう。とはいえ、外性器のセックスが解剖学的にどちらの性へも分化できる段階から男女のどちらかへ分岐していくこの時期の最後になると、胎児は外性器のセックスを発達させる。

　こうした、どちらの性へも分化できるということをすべて考え合わせていくと、セックスを混在させた赤ちゃんの誕生をめぐる霧は、しだいに晴れていくように思う。セックスの混在という状況が生じるのは、何らかの原因で通常の切りかえがうまくいかなかったか、あるいは、染色体のセックスから性器のセックスというセックスの発達の進行過程で何らかの逸脱が生じたからである。たとえば、まれに、染色体はXYであっても、胎児の身体細胞がテストステロンを阻むといった変形状態で妊娠することがある。胎児の性腺がアンドロゲンを生成しても、細胞がアンドロゲン分子を取り込めず、結果的に男性方向への発達ができない。このようなアンドロゲン不応症候群のXYの赤ちゃんは、染色体的には、そして性腺的には男性なのだが、非常に女性化した性器を持って

_____

4　社会的慣習は、科学的な図版にさえ影響を与える。図3-3で描かれた胎児期の陰部結節が割礼されていることはほとんど注目されない！　恐らくこの図は、包皮（あるいはクリトリスの包皮）の下の部分がどのようなものかを理解することを容易にするだろうが、実際の胚自体がどのようなものかを表したものではない。

3章 分子とセックス　31

表3-1　性分化疾患としてよく見られる形

名　前	原　因	基本的な臨床的特徴
先天性副腎皮質過形成症候群（CAH）	遺伝的原因で、ステロイドホルモンを作るための6つの酵素のうち1つあるいはそれ以上が機能不全	XXの子どもにおいて、誕生時あるいはその後に性器が男性化する傾向（軽度から重度まで様々）。治療をしないと、思春期あるいは思春期早期に男性化が生じる。代謝が大きく乱れ、コルチゾールによる治療をしないと命に関わる場合もある。
アンドロゲン不応症候群（AIS）	遺伝的原因で、テストステロンに対する細胞表面受容体が変容	XYの子どもの場合、非常に女性化した性器を持って生まれる。男性方向への発達を進めるように細胞がテストステロンを受容・利用することができないため、身体がテストステロンに反応しない。こういった子どもたちは、思春期に、胸が大きくなったり、身体が女性化したりする。
性腺形成不全	遺伝だけではなく様々な原因によって生じる。包括的なカテゴリー	性腺が分化しない（多くはXY）人たちのことをさしている。臨床的特徴は不均一。
尿道下裂	テストステロン代謝の変化など、様々な原因による	尿道がペニスの先端を通っていない。軽度な場合には尿道口がちょうど先端でない、中度の場合には尿道口が陰茎部分に、重度な場合にはペニスの根元にある。
ターナー症候群	二番目のX染色体が欠けている女性（XO）	女性で、性腺が発育不全。卵巣が発達しない、低身長、第二次性徴がないなど。エストロゲンや成長ホルモンを加える治療。
クラインフェルター症候群	X染色体が余分にある男性（XXY）	性器が発育不全で不妊を招く。思春期後、胸が大きくなることが多い。テストステロンを処方する治療も行なう。

いるために、誕生時にしばしば女の子として同定されてしまう。思春期になっても、依然としてテストステロンに反応することができず、精巣が作りだすエストロゲンに反応して、胸が発達し、

女性的な身体になる。インターセックス（現在では性分化疾患あるいはDSDと呼ばれている）の発達について他のたくさんの例があるが、そのうちのいくつかを表3-1に示した。

　ここまで、より明らかになったセックスの断片や側面を、適切な発達の順番や時期に位置づけてきた。しかし、行動や脳についてさらに考える必要がある。われわれの脳は、怖れ、欲望、特定のタイプのパートナーへの関心、感情、求愛スタイルなどなど様々なものを支えている驚くべき器官である。セックスはわれわれの脳の中心にも及んでいるのだろうか。脳にセックス（性別）があるのだろうか。さらに進めてみよう。

●参考文献

Bagemihl, B.（1999）. *Biological Exuberance : Animal Homosexuality and Natural Diversity*. New York : St. Martin's Press.

Capel, B.（2006）. R-spondinl tips the balance in sex determination. *Nature Genetics*, 38（11）, 1233-1234.

Crews, David（1994）. Animal sexuality. *Scientific American*, 270, 108-114.

Gilbert, S. F., & Epel, D.（2008）. *Ecological Developmental Biology*. Sunderland, MA : Sinauer Associates.（ギルバート・S. F. & イーペル・D. ／正木信三・竹田真木生・田中誠二訳『生態進化発生学——エコ・エボ・デボの夜明け』東海大学出版会，2012年）

Judson, Olivia（2003）. *Dr. Tatiana's Sex Advice to All Creation : The Definitive Guide to the Evolutionary Biology of Sex*. New York : Holt Paperbacks.（ジャドソン・O. ／渡辺政隆訳『ドクター・タチアナの男と女の生物学講座』光文社，2004年）

Mason, R.T., & Crews, D.（1985）. Female mimicry in garter snakes. *Nature*, 316（6023）, 59-60.

4・章 ホルモンと脳

脳にセックス（性別）があるのだろうか？

脳のセックス？　ジョン・マネーとアンケ・エアハルトは、何十年も前にこの考えを提唱している。彼らは、ラット、鳥、そして時に霊長類で行った研究で脳のセックスという表現を用いた。この考えは、長い間維持されてきた。私を含めて何人かの評論家は、この考え方の全体を批判してきたが、その都度退けられてきた。今日、コンピュータの検索エンジンで脳のセックスを調べてみれば、次々とリンクが現れる。「脳のセックス」という書名の本も何冊か出版されている。脳のセックスに関する知識を利用して、経歴を高める自己啓発本もある。男の子と女の子の脳は異なっているという前提に基づく初等・中等教育の理論もある。さらに、こうしたタイトルのYou Tubeの動画、こうした見解の批評、テーマに関するBBCの番組と、何でも揃っており、簡単に見出すことができる。

「脳のセックス」という見解は、それを支持する科学的な証拠をはるかに超えて文化的に受け入れられてきた。要するにそれは、科学的な証拠だけでは文化的に確立されてきた考えを取り去ることができないミーム[1]である。ベンジャミン・フランクリンは、「人生における一つの最大の悲劇は、野蛮な事実の群れが美しい理論を打ち破ってしまうことである」と主張している。以下では、

34

脳のセックスについてより科学的な説明を探り、私たちがこの話題に関して知りえていること、知らないことを明らかにしていこう。気をつけよう。野蛮な事実の群れが今も作用していることを、目の当たりにするかもしれない。

脳の話1 —— マウスの遺伝子

2010年の夏、サイエンスライターのニコラス・ウェイドは、ニューヨーク・タイムズの記事の中で、マウスの脳における遺伝子の活動に関する最近の研究結果を取り上げた（Wade, 2010）。一見したところ、記事の中に脳のセックスの発達についての記述は見当たらない。もし脳のセックスが、オスとメスの胎児における解剖学的・機能的な脳の差の発達を意味するのであれば、それは出生後のオスとメスの行動の違いにも通じていることになる。しかし、この複雑な話の経緯を追ってみると、かなり興味深い最近の科学が浮き彫りになるだけでなく、脳のセックスという考えが持つミーム的な特徴も明らかになってくる。

話は母と父から始まる。卵子や精子を産みだす過程で、それぞれの親の遺伝子は一時的に変容する。変容した遺伝子は、遺伝子の制御因子に化学物質が添加されることから、刷り込まれたと言われている。この添加は、胎芽が発育する間、遺伝子を不活性化

1　ミームとは、文化の中で人から人へと広まっていく考え、行動、様式である。遺伝子が生物学的な情報を伝えるのに対し、ミームは考えや信念の情報を伝えると言われる。ミームは、文化的な考え、シンボル、習慣を運ぶ際の単位として機能する。それらはいずれも、筆記、会話、ジェスチャー、儀式、その他の模倣できる現象によって、ある人の心から別の人の心へと伝えることができる。この概念の支持者は、自己再生し、突然変異し、選択圧に反応するという点で、ミームを遺伝子と文化的に類似したものと見なす（出典・〈http://en.wildpedia.org/wiki/Meme〉accessed December 8, 2011）。

4章　ホルモンと脳　35

させる。こうした過程は、（非遺伝性の）後天的一時的変異と呼ばれる。一時的変異は、遺伝そのものの作用と言うより、（遺伝子か遺伝子の上に）付着されたものである。したがって、遺伝子の構造を恒久的に変えてしまう、遺伝子の突然変異は含まれない。刷り込みは、父でなく母から受け継がれた特定の遺伝子の働きを制御することもある。そのような時、胎芽は生き残るために、父から遺伝子をきちんと受け継がれなければならない[2]。他の遺伝子では、父からの影響が制御され、母の遺伝子の発現が胎芽において優勢になる（図4-1参照）。

　卵子と精子から異なる影響を受けることが最初に発見されたとき、科学者たちは、このことは限られた遺伝子にしか当てはまらないと考えた。しかし、マウスでの最近の研究結果では、1300以上の遺伝子でどちらかの親に偏った遺伝子発現が示されている。これらのうち347の遺伝子において、母か父のコピーのどちらかが、発達しつつある脳の特定の領域で、より活発に発現していた（Gregg, Zhang, Butler, Haig, & Dulac, 2010）。さらに興味深いのは、胎児のマウスの脳では母から受け継いだ遺伝子発現が優勢であるが、成体マウスでは父から受け継いだ遺伝子が優先的に活性化しているという研究結果である。さらに、（根拠が少し曖昧であるが、将来の研究への示唆という点で研究者たちを魅了しているのは）親の刷り込みの効果が、オスとメスの脳で異なって作用しているかもしれないということである（Gregg, Zhang, Weissbourd, Luo, Schroth, Haig, et al., 2010）。

　マス・メディアはこうした複雑な分子の出来事を、両親の遺伝

―――――――――――――――――――――――――――――
2　哺乳類の単為生殖の予後が不良な理由はこのためである。二つとも母由来の染色体の場合、すべての刷り込み遺伝子は複製が二つある。したがって父由来の遺伝子が必要な遺伝子座では、その遺伝子も機能しないことになる。その結果は致命的なものとなる。

研究者は、非常に多くの人間の遺伝子が遺伝的に非対称的であることを明らかにしてきた。つまり、両親の一方で活性化された遺伝子はもう一方で制御される。このような遺伝子の勢力争いは、いくつかの遺伝子が男女の脳で異なった発現をする理由を説明するかもしれない。

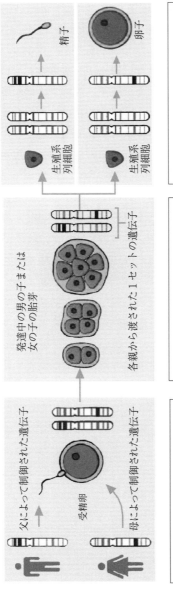

各親は 23 対の染色体 1 セットを子どもに渡す。ごく一部の遺伝子は、ゲノム刷り込みと呼ばれる遺伝的メカニズムによって、一方の親の遺伝子が選択的に制御され、もう一方の親の遺伝子は制御されない。

胎芽は 2 セットの遺伝子を受けとり、それぞれの遺伝子は母または父のゲノム刷り込みに関わる小さな化学マーカーを持っている。発達中の胎芽は、独自の組織を構成するために両方の遺伝子を使用する。

卵子または精子は、成長してから使用するために胎芽が取っておく特別な生殖系列細胞から作成される。これらの細胞におけるゲノム刷り込みのセットは、まず消去されてから、胎芽のセットに合うよう再適用される。

4-1 ゲノム刷り込みの仕組み

子間の「綱引き」と表現する。ニューヨーク・タイムズは、研究者の著書から「脳の中で、お母さんとお父さんがあなたに何をしたらよいかをそれぞれ主張し続けている……」(Wade, 2010) と引用している。メディアの評論家は、両親が子どもにより大きな影響を与えようと争っているとしながら、その争いが最終的に男女の子どもに異なる脳を作り上げることをほのめかしている。ここでの論証はとてももろいものである。すべての胎児において、両親の遺伝子の発現が異なっていることが、男女の胎児の脳機能の違いや男女の行動パターンの違いをどのようにもたらすかについては、まったく明らかにされていない。それにもかかわらず、脳における親の刷り込みと遺伝子発現に関するこの新しい研究は、かなり深刻な役割を果たしてしまっている。すなわち、胎児のホルモンのセックスが脳のセックスを作りだし、その原因になるという、より単純で深く根付いている話を複雑にしている。

脳の話2——鳥のホルモン

　脳のセックスとは何だろうか？　科学者はこの用語を、三つの基本的な方法で用いている。測定可能な解剖学から見た脳のセックス、脳生理学からみた脳のセックス、行動の違いを生じさせる脳機能から見た脳のセックスの三つである。これらは互いに排他的ではない。解剖学的な捉え方がもっとも明確である。たとえば人間の場合、母集団レベルでの平均値を比べると、男性の脳は女性よりわずかに大きい。しかしこの差は絶対的なものではなく、女性より脳の小さな男性は大勢いるし、逆の場合もある。母集団レベルでの大きさはセックス差の一例であるが、大半の男女間で違っているものを見出し脳のセックスと定義するなら、それはきわめて難しい。全体の大きさが脳のセックスと見なせないなら、脳の構造の違いはどう見たらいいのだろうか。まず、すべての男

女の基本的な脳の部位は同一である。しかし、その中には女性より男性の方が大きな部位もあるし、逆の場合もある。

カナリアについて考えてみよう。炭鉱夫たちの早期警報システムとして働いている時以外にも、オスのカナリアは、メスのカナリアに見られない求愛のさえずりをする。今では古典的な研究となったが、行動生物学者のフェルナンド・ノッテボームとアーサー・アーノルド（Nottebohm & Arnold, 1976）は、オスのさえずりに関連するカナリアの特定の脳部位が、メスよりもオスの方が際立って大きいことを示した。さらに、メスにテストステロンを注射してみると、さえずりに関わる特定部位が成長し、さえずりを始めた。これは、脳のセックスと呼べるような何らかの直接的な証拠である。通常、オスとメスのカナリアでは、特定の脳部位に大きな解剖学的な違い（大きさ・神経細胞の数）がある。この違いは、特定の機能やオスとメスで異なる高濃度のホルモンと関連づけることができる。さらに、性ホルモンを欠いている（オスかメスの）どちらかに、注射器でそのホルモンを注入してみると、特定の位置の細胞がホルモンの影響を受けて増殖し、オスとメス各々に分化した特定の機能が出現する。

しかし、生態（特に自然の多様性）が不変であったり、単純であったりすることはほとんどない。カナリアや他の多くの鳴き鳥に関しては、脳の「ハードウェア」がより多くさえずることに関連している。構造は機能に先行する。しかし、同じことをすべての鳥に当てはめることはできない。たとえば、アフリカのニショクハタオリの場合、脳の中の「さえずりを制御する」特定の領域は、オスとメスとでは解剖学的違いが見られる。しかし、オスとメスとはほとんど同じようにさえずり、求愛の斉唱をする。こうした脳のセックスに関する話は、構造と機能とが単純な関係でないことを示している。

4章　ホルモンと脳　39

　つがいのニショクハタオリは、オスもメスも求愛の斉唱をする。
先のカナリアに関する研究を参考にして、科学者たちは、さえず
るための脳の重要な領域の構造が同じではないかと予測した。し
かし調べてみると、神経の太さも数も、オスはメスより1.5倍以上
も大きな構造をしていることがわかった（野蛮な事実の群れが美
しい理論を打ち破ることを思い出してみよう）。ところが、脳の発
声領域において特定の活動をすることで知られるいくつかの遺伝
子の発現レベルを調べてみると、解剖学的な違いとは反対の印象
を受けるものが発見された。すなわちオスではさえずりに関わる
脳の領域が大きく細胞の数も多かったが、メスではさえずりにと
って重要な遺伝子がオスよりはるかに活性化していた。事実上メ
スが有する遺伝子作用の有利さは、さえずりについて同程度の影
響力を持つ、オスの脳領域の大きさという有利さと相殺されてい
たのである (Gahr, Metzdorf, Schmidl, & Wickler, 2008 ; Gahr, Sonnenschein,
& Wickler, 1998)。

　これはかなり厄介なことに見える。同じように機能するのに、
なぜ同じ大きさの脳の構造が必要とされないのだろうか。確かな
ことはわからないが、研究者たちは、ニショクハタオリの進化の
過程に基づいたいくつかの仮説を提唱している。たとえばさえず
りの型に関してニショクハタオリが、カナリアによく似ている先
祖の血を引いていたら、どうなるだろうか。すなわち、オスはさ
えずるが、メスはさえずらなかったとしたら。これらの先祖では、
カナリアと同型の脳構造が存在したのだろう。おそらく、テスト
ステロン生成における些細な自然変異によって、メスはさえずり
を進化させ、結果的にデュエットを促進する組み合わせが徐々に
生じたのであろう。もしオスとメスが斉唱する（体を揺らしなが
ら一緒にさえずる）組み合わせの方が生殖で有利ならば、メスは
さえずりの能力をどのように高めたのだろうか？　テストステロ

ンの水準を高めるような自然淘汰はおそらくなされなかっただろう。第一に、カナリアの場合、テストステロンの高い状態が長期間続くと、実際には鳴き声の発達を抑制し始める。第二に、テストステロンの上昇が長期間続くと、おそらくメスの生殖能力が損なわれる。それでは、メスのさえずり活動が増加するようになる淘汰は、他にどのような方法で可能なのだろうか。もっともらしいのは、さえずりに関わる重要な遺伝子の活動水準を選択して高めることである。これには、集団内でのわずかな突然変異の増加か、重要な作用をする遺伝子を支配する制御遺伝子の後成的な変化を伴うだろう。要するに、鳥をさえずらせる道筋はいくつもある。将来の研究で、これらの仮説が確実に検証されるだろうから、ここではこれ以上言及しないでおこう。

脳の話3——齧歯類

　人間と同様XYの齧歯類でも、どちらにも分化しうる両性的な性腺が睾丸に変形すると、テストステロンを分泌し始める。齧歯類の場合このホルモンは、脳へと到達し、脳のいくつかの部位で酵素によってエストロゲンへと変換されることが知られている。エストロゲンは、次々に、脳の二つの領域（視床下部の中にある小さな部位と視索前野）に発達的な影響を与える（図4-2参照）。これらの二つの部位は、特に生殖に関わる生理的機能を調整する重要な場所である。すなわち、精巣機能か卵巣発育・周期的排卵かというパターンの調整と、妊娠・出産・授乳のホルモンの調整である。ここまでは何の問題もなく、それほど驚くことでもない。

　1950年代後半、胎児のホルモンが生殖に関わる生理の発達に影響を及ぼすという考えを、胎児のホルモンがセックスによって異なる多様な行動に作用するように脳の発達を「組織化」するという、さらに一般的な考えにまで拡張した萌芽的論文が登場した

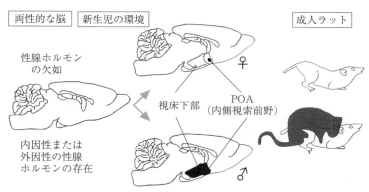

図 4-2　生殖行動の発達におけるステロイドの組織化作用と活性効果に関する古典的モデル

(Fausto-Sterling, 2000 ; McCarthy & Konkle, 2005)。モルモット（厳密に言えば齧歯類ではないけれど、議論を簡潔にするために齧歯類の枠の中に入れた）を用いた研究で、（オスの）マウンティング（背乗り行動）とメスが体を後ろに反りかえらせ受け入れる行動（ロードシス）が調べられた。しかし、胎児の脳組織に関するこれらの研究では、決定的な証拠が生殖に関連するきわめて特定の行動でしか見出されなかった。1959年以降、非常に多くの研究が、胎児のホルモンが胎児の脳を組織化し（すなわち、脳のセ・ッ・ク・スを作り）、こうした胎児期の「組織化」が様々な行動や能力の違いの基礎になるという考えを引き起こしてきた。その中には、子・宮・内・で男女は異なるホルモンのカクテルにさらされているために、人間（および齧歯類）の男女の知能は異なっているという主張も含まれている。

　50年あまりの間、私たちは、ホルモンが神経組織の発達に影響して生じる細胞と分子のメカニズムについて、多くのことを学んできたが（Morris, Jordan, & Breedlove, 2004 ; Simerly, 2002）、これらのホルモンが非生殖行動に関わる特定の脳変化を生じさせると

いう証拠については、齧歯類でもいまだ不十分である（Fine, 2010 ; Jordan-Young, 2010 ; McCarthy & Konkle, 2005 ; Morris et al., 2004）。メリーランド大学を拠点とする二人の神経科学者マッカーシーとコンクル（2005）は、「セックス差」と「セックスの二型性」とを同一視する傾向が高まってきた、と強く主張している。彼らの言う「二型性」とは、行動的にも解剖学的にも重なりのほとんどないような大きな違い（たとえば、カナリアのオスとメスの脳のさえずりの部位）を意味する。しかし、「セックス差」という一般的に使われる表現では、二つの集団間の平均にみられるわずかな差（たとえば、大学の言語能力の成績で見られる男女の差）を意味する。（イラストのように、二型性とはチワワとセントバーナードの大きさの違いに似ていると考えることができる〔図4-3参照〕。ここでは大きさの重なりがほとんど見られない。一方で、シェパードはハスキーより平均的にいくらか大きいものの、かなり大きさの重なりがある。）齧歯類や鳥の脳のセックスの二型性については十分に実証されている。しかし、いずれの証拠も、私たちが二型性と唯一予測する生殖と関わりがある。それでも、齧歯類でなく霊長類ならば、様々な非生殖的行動を統括するような脳のセックスが示されるかもしれない。

　神経組織は、生殖機能というより、知覚や感覚に関わる脳の部位の機能である。ある「古い研究（よく知られており、20年間も文献として引用されている研究）」は、この神経組織のセックス差を正確に指摘しようとする際に直面する問題のいくつかを説明している。実験用ラットの脳のセックス差に関する研究は数多くある。多くの場合、ラットは研究のために標準的な方法で育てられる。離乳後には、金網の檻の中に隔離され、同じ様に餌と水を与えられる。それらの檻の中ではやることがほとんどない。しかし、豊かな環境で育てられたなら、どんなことが起こるだろう

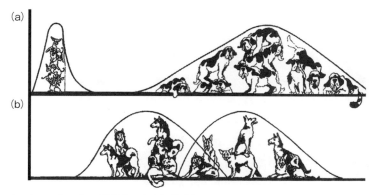

(アリス・サントロが著者のために作成)
図4-3 (a) チワワとセントバーナードの比較
(b) ハスキーとシェパードの比較

か。(野生のラットの経験がどれほど違っているかを考えてみよう。)

1980年代に実験心理学者ジャニス・ジュラスカは、標準的な隔離方法で育てられたラット (Isolated Condition：IC = 隔離条件) と豊かな環境で育てられたラット (Environmentally Complex：EC = 複雑な環境条件) の脳を比較した。離乳するとすぐに、後者のラットは、12匹ほどの同性のラットと集団で飼育された。さらに、ジュラスカは、毎日、前日とは別の玩具を置いた。そして彼女は、IC条件とEC条件のいずれかで育てられたオスとメスの神経細胞の解剖学的な違いを比較した。特に、脳の非生殖領域 (大脳皮質と脳梁) が調べられた。環境がセックス差に影響を与えるという重要な点は、いずれの脳の領域でも同様なゆえに、大脳皮質の海馬に関する結果を見るだけで十分である (Juraska, 1991)。

海馬は、空間指示や長期記憶に重要な役割を果たしており、これまで主張されてきた齧歯類と人間の空間能力の違いを説明する

44

ために取り上げられている。(「主張されてきた」としたのは、そのような違いの存在や、少なくとも違いの起源に関して不一致があるためである。) ジュラスカは、乳離れしたラットをEC条件かIC条件かのいずれかの環境で、成熟するまで1ケ月間飼育した。そして、各個体について海馬神経の枝分かれの程度が測定された。枝分かれの程度は、各ニューロンが他のニューロンとどの程度結びついているかを示す測度とされた。IC条件では、明確なセックス差が示された。メスのニューロンに比べオスのニューロンは、より多く枝分かれしていた。(IC条件の) メスに比べ (IC条件の) オスの脳が枝分かれしている程度は、ハスキーとシェパードの大きさの差 (1.1〜1.2倍) と同じであった。

　ジュラスカがEC条件のラットの海馬を比較してみると、同じ程度のセックス差があったものの、驚くべきねじれが見つかった。今度は、オスに比べメスがより多く枝分かれしていたのだ！　果たして本当のセックス差など確定されるのだろうか？　もちろん両方のセックス差とも事実であるが、それらはそのラットが成長した環境においてのみあてはまる。こうしてみると、脳の非生殖領域の構造のセックス差に関するこれらの研究では、教訓が二つある。第一は、生殖を支配している脳の領域で見出されている違いに比べて、その程度がかなり小さい点である。第二は、違いの傾向は飼育する環境によって劇的に変化するという点である。

　ジュラスカは、ホルモンがセックス差を作りだすのに関与するのか、さらにどのように関与するのか、ということも疑問に思った。オスにとってテストステロンはおそらく、海馬神経が豊かな環境に反応する力を抑制するということを彼女は見出した。ニューロンの枝分かれにおいてエストロゲンに見込まれる役割はそれほど明確でなく、彼女は脳のこの領域や他の領域でセックス差を作りだす際のホルモンの役割が理解されるまでには程遠いと結論

4章　ホルモンと脳　45

づけている。

脳の話4——人間

　齧歯類の場合、神経組織のセックスに関連した発達は、ホルモン、年齢、動物の系統と種、母親の世話、育った環境に依拠している。これは人間にも当てはまるのだろうか？　齧歯類の場合、話がどんなに複雑であっても、科学者は制御実験を実施できる。性腺を除去したり、ホルモンを加えたりして変数を操作する。さらに、乏しい環境や豊かな環境で動物を飼育したり、不安定な母親と安定した母親との間で子どもを交換したりすることもできる。しかし、人間を対象に研究を実施するには高い倫理基準があるため、これらのいずれも意図的に実施することはできない。代わりに、いわゆる「準実験」が用いられる。胎児期ホルモンの人間の脳の発達への影響を調べるための本来の実験の場合、科学者は、特定のホルモンに曝される対象をランダムに割り当て、生涯にわたってその発達を追跡することになる。これは非倫理的であるから、科学者は代わりに曖昧な証拠に頼ることになる。科学者は、妊娠中に投与された薬によって特定のホルモンに曝されるなど、発達の途中で起きる偶然の出来事から情報をつなぎ合わせる。

　準実験では、わからないことが多い。通常は、ホルモンに曝される量や正確な時期や期間など、不明な点が多い。人間の場合、生殖器構造の発育はかなり速く、胎児期の始めの頃に発達する。しかし、人間の脳は胎児の間、ゆっくりと発達し続ける。赤ちゃんは成長の途中であっても、基本的な構造を備えて誕生する。誕生する時には、脳の各部位（大脳、小脳など）が形作られており、数多くの神経細胞（ニューロン）も存在している。しかし、神経細胞はさらに多くの改良を必要とする。5歳児と比較して、結びつきが不十分なためである。出生時にすでに存在していた細胞が

複雑かつ相互に結びついた状態になっていくことが主な理由となり、生後5年間で人間の脳の大きさは三倍ないし四倍にもなる。

　一つの例を紹介しよう。神経細胞（ニューロン）はシナプスと呼ばれる特殊な構造を用いて相互に信号を伝えあう。ある部位に多くのシナプスがあるほど、より多くの情報を伝えることができ、伝達のネットワークもより複雑になる。人間の新生児では、脳の多くの部分のシナプスの密度が低い状態で始まる。シナプスの密度は、3カ月で倍増し、3.3年で最高に達し、当初の三倍になる（図4-4）。脳の細胞の発達を見る別の方法は、各ニューロンがどれくらい枝分かれするようになったかを測定することである。この枝分かれの状態は、個々の細胞が（前述したシナプスによって）数多くの細胞と結びつくほど、より発達する。さらに、より多く枝分かれするほど、神経系はより複雑になり、赤ちゃんの行動もより複雑になる。新生児の場合、個々の神経細胞はほとんどまっすぐである。成人になると枝分かれは増殖し、出生直後の800倍以上にもなる。

　シナプスが増加し、枝分かれが増すと、非常に大きな可能性がもたらされる。視覚の向上、運動能力（歩く、フォークを握って食事をする、針に糸を通す）や言語など、完全に依存した状態から自立した状態へと成長する際に見られるあらゆる種類の独自の行動の発達について考え、さらに同じような発達の文脈の中で、行動上の男の子らしさや女の子らしさが作りだされることについて想像してみよう。

　胎児のホルモンや脳の構造と機能において生じ得るセックス差に関して、準実験は私たちに何を語ってくれるのだろうか？　先天性副腎皮質過形成症候群（Cortical Adrenal Hyperplasia：CAH）と呼ばれる酵素の異常を持って生まれた女の子に関するいくつかの研究を見てみよう。胎児の発達の半ばで生じた酵素の機能不全

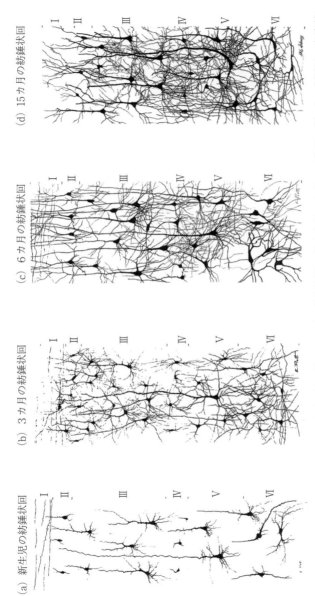

(a) 新生児の紡錘状回 (b) 3ヵ月の紡錘状回 (c) 6ヵ月の紡錘状回 (d) 15ヵ月の紡錘状回

出生時、生後3、6、15ヵ月の大脳皮質の紡錘状回における神経細胞の結合を描いたものである。脳のこの領域は、色彩情報の処理、顔と身体の認識、単語の認識、カテゴリー内での同定に関わる。

図4-4

48

のために、CAHの女の子の副腎は、異常に多量のアンドロゲン［雄の形質の発達と維持に関する物質の総称であり、数種類のホルモンからなる］を作りだす。こうした女の子は卵巣を備えてはいるが、副腎アンドロゲンが外性器を男性化させてしまい、（卵管など）女性の内性器をきちんと備えて誕生したXXの赤ちゃんでも、時には男の子と見間違えてしまうこともある。しかし、（外性器的に）はっきりと男の子らしく見えるXXの赤ちゃんであっても、副腎の機能不全が深刻な危機を引き起こして医学的な療法を受ける中で、女の子と特定されることもある。いったん女の子と分類されると、彼女たちは高水準のアンドロゲンを減少させるホルモン療法を受けることになる。通常彼女たちは、性器を女の子らしく見えるようにする性器手術を受ける（Fausto-Sterling, 2000）。

　ここにも、準実験がある。もっともあり得るのは、どのくらいテストステロンに曝されたのか、あるいはいつ頃始まったのか、始まってからずっと続いているのかということすら正確にはわからなくても、副腎のテストステロンが胎児の循環系をめぐった結果、発達中の胎児の脳が異常に高い水準のテストステロンに曝されるというケースである。さらに、出生直後の医学的介入によって、誕生してからは高い水準のテストステロンに曝されることがなくなること、赤ちゃんのセックスに何らかの混乱が見られて、継続的なホルモンの薬物療法と通常は性器の手術を含む重要な医学的治療が生後1〜2年になされることがわかっている。ここで疑問が生じる。「早い時期に高い水準のアンドロゲンに曝されることがこれらの子どもの遊び行動に影響を及ぼすか？」「何らかの違いがあった場合、胎児のテストステロンが脳に影響を及ぼした結果と考えることができるか？」

　その答えは、「ある程度はそう」「そうかもしれない」「そうなる可能性がある」といったことになる。もちろん遊びには、一般

4章　ホルモンと脳　49

的なエネルギーの消費、玩具やゲームの種類、遊び仲間などの様々な要素が関わっている。CAHの女の子の遊び行動に関する18の研究を概観してみると、最初は非常に印象的であった。14の研究では、統制群と比較してCAHの女の子の行動がより男の子らしいと報告している。（統制群の多くはアンドロゲンの影響を受けていない姉妹である。）しかし、内容で分けてみると、結果はとてもわかりにくいものになる。たとえば、CAHの女の子は、（統制群と比較して）男の子と一緒に遊ぶことを特に好むわけではない（Berenbaum & Snyder, 1995 ; Jordan-Young, 2010）。また、CAHと健康な女の子の活動の違いを探そうとしても、研究者は何も見出せなかった。たとえば、心理学者メリッサ・ハインズと共同研究者が、一般に格闘ごっこと呼ばれる遊びのセックス差（学齢期では男の子が女の子よりこの様に遊ぶ）を観測しても、CAHの女の子と影響を受けていない統制群の間に何ら違いを見出せなかった（Hines & Kaufman, 1994）。最後に、いくつかの初期の報告にもかかわらず、CAHの女の子と影響を受けていない統制群との間で、支配性、活動性の高い遊び、自己主張に関して何ら明らかな違いがあるように思えないのである（Dittman, Kappes, Kappes, Börger, Willig, & Wallis, 1990）。一貫した結果は、CAHの女の子が統制群よりトラックやブロックなどの男の子らしいおもちゃを好み、人形や料理の道具などの女の子らしいおもちゃで遊ぶことがほとんど見られなかったことである（Hines, 2009 ; Jordan-Young, 2010）。

　確かに、調べられたすべての遊び行動のうち、女の子のおもちゃの選択とCAHとは関連していた。このことは、子宮でアンドロゲンが過剰に生みだされたことが原因であるという十分な証拠であろうか？　ここでまた準実験の限界に直面してしまう。これらの実験の対象がラットであったならば、実験が終われば、対象

となった個体を「犠牲」にして、脳を調べることができるであろう。しかし、ここでの対象は両親から愛され、社会が与えるあらゆる人権を持つ子どもである。したがって、脳をのぞき見することはできない。代わりに研究者たちは、相関から考えられ得る原因を想定し、それぞれの可能性への正否を議論する。結果的に、最後まで残っている原因が、真の原因とみなされる。このようにして、すべての議論が始まるのである。将来、体を傷つけることなく生きている人間の脳の構造や生理の詳細を解明するような、侵襲的でない方法が発見されない限り、この議論は終わらないだけでなく、終わらせることができない。

　しかし、ここでレベッカ・ジョーダン－ヤング（2010）によって提案され、十分に考察された、可能性の高いいくつかの考え方を見てみよう。

　考え方1　胎児期のホルモンは脳のセックス差を作りだす。多くの科学者はこれが最も効率的な説明であるとしている。しかし、いくつか反論がある。たとえば、CAHの胎児は他のホルモン（コルチゾンなど）も通常の状態でないため、おもちゃの好みを変えるのは、テストステロンそのものでなく、病状の他の側面かもしれない。または、ホルモンの作用は間接的であるかもしれない。すなわち、それらは脳でなく、運動技能や気質など、他の発達の側面を変えるのかもしれない。

　考え方2　おもちゃの好みとCAHとの相関は、発育上の問題のある子どもに対する社会の反応から生じる。胎児期のホルモンによる説明を支持する人びとは、影響を受けない姉妹に比べCAHの女の子に対して、両親が異なった行動をするかどうか評価しようとした。そのような評価に用いられる測定

は、質問紙をつかった回顧法か、観察者がどの子どもがCAHかがわかる状態での、直接観察法のいずれかである。これらのアプローチはいずれも、両親が感情的に深く関わってきた出来事の記憶に頼ってしまうという欠点や、単盲検法や二重盲検法の実験構成がない観測という欠点がある。［人間を対象とした実験では、参加者や観察者が実験の目的を知ってしまうと、それにそうことで実験結果が歪められることがある。これを避けるために、どの参加者が統制群や実験群かを、参加者のみ（単盲検法）または参加者と観察者（二重盲検法）に知らせない方法が用いられる。］考え方2を支持する人びとの中には、CAHの女の子が過酷な治療を受けてきて、早期に性器手術を受けていたという事実が、何らかの方法でおもちゃの好みの発達に影響してきたことを示唆している、という人もいる（Kessler, 1998）。この可能性を評価するためには、他のタイプの統制群との比較が必要だろう。

考え方3　胎児期のホルモンは、何らかの特性の発達に影響を及ぼすが、決して単独ないし直接の原因ではない。一つの研究（準実験ではなく、通常の女の子のジェンダー役割に関する相関実験）において、女の子の男性的ジェンダー役割の発達の程度と妊娠中に測定された母親のテストステロンとの相関関係が報告されている。しかし、その相関関係は、研究された女の子のジェンダー役割行動のばらつきの程度のわずか2％しか説明していない。研究者たちはホルモンと発達の関係の重要性を強調しているが、その一方で関係が小さいことや、必ずしもホルモンが脳の発達への直接の原因や影響はないことも指摘されている（Hines, Golombok, Rust, Johnston, & Golding, 2002）。

準実験（CAHの例はほんの一例で他に多くのケースがある）が有益なデータを提供するということは、重要な点である。それらは、特に人間の発達の過程で引きだされる希少な情報源の一つを示しているので、価値がある。しかし、まさに性質上、準実験で得られた結果の解釈は、継続中の議論として残されている（Fine, 2010）。ある最近の科学レビューがその困難さをまとめている。「人間行動の複雑さは、社会的影響によって強力に形作られ、胎児期のテストステロンが男女の行動の違いを説明するかどうかという質問に答えることを難しくさせている」（Morris et al., 2004 : 1038）。しかし私たちは、周囲の大人が出生時に男の子か女の子かを認識するために、外性器のセックスを用いることを知識としてわかっている。ジョン・マネーの発達の話によれば、次のステップであるジェンダー・アイデンティティの発達に導くのは、（たぶん胎児期のホルモンの効果と結びついた）この知識である。

● 参考文献

Hines, M.（2005）. *Brain Gender*. Oxford : Oxford University Press.

Jordan-Young, R. M.（2010）. *Brainstorm : The Flaws in the Science of Sex Differences*. Cambridge, MA : Harvard University Press.

Schulkin, J.（2004）. *Bodily Sensibility : Intelligent Action*. Oxford : Oxford University Press.

人間の脳の通常な発達に関する素晴らしい動画集を見るために、次のウェブサイトにアクセスし、調べることができる。〈http://changingbrains.org.〉

5・章 ワタシは男の子？女の子？ 〈ジェンダー・アイデンティティ の出現〉

準実験からの知見

　マネーとその同僚たちは初期の研究で、ジェンダー・アイデンティティを、生物学的な影響を受けることなく形成されるかのように扱った。1972年に出版された古典的な著書『男性と女性、男の子と女の子』 *Man and Woman, Boy and Girl* の中で、マネーと同僚のアンケ・エアハルトは、ジェンダー・アイデンティティの形成が完全に可塑的であるという考え方を受け入れていたわけではないが、生れて2年間は、高い柔軟性を持っていると強調している（Money & Ehrhardt, 1972）。マネーとエアハルトは、生物学的な力と社会的な力の組み合わせがジェンダー・アイデンティティの形成に影響するということにかかわらず、2歳前後のある時点でジェンダー・アイデンティティが固定すると信じた。早い時期にジェンダー・アイデンティティが固定するという彼らの考え方は、曖昧な性器を持って生まれた子どもへの「矯正」手術は即座になされる必要があるという見解を補強した。最近では、多くの人たちが早期の手術の実施を批判している（Dreger, 1998a, 1998b；Fausto-Sterling, 2000；Kessler, 1998）。

　ジェンダー・アイデンティティ形成における社会的要因についてのマネーの考え方は、数十年もの間、非常に強い影響力を持っていた。この間、マネーの見解を一貫して批判してきた科学者も

いた。その一人はミルトン・ダイアモンドである。彼は胎児の性腺ホルモンが、胎児の脳に作用して「脳のセックス」を作りだすという考えを強調した。彼（とその仲間）は、胎児のホルモンのセックスは、男の子と女の子が異なる関心を抱くよう方向づけるだけではなく（４章の議論を参照）、もっと根底から脳をあらかじめ条件づけてしまい、ほとんどの環境で先行するすべての性的発達事象と一致するようにジェンダー・アイデンティティを形成させると考えた（Diamond, 1965）。この考えを極端に進めると、ジェンダーの強化や、身体イメージ形成に対する周囲の大人たちの役割はまったくないことになる。誕生前の脳が正しく性別化されてさえいれば、適切なジェンダー・アイデンティティ形成が導かれると信じる研究者もいる。そして発達が進んで誕生後の段階になると、子どもはそれぞれのジェンダー・アイデンティティをはっきりと表し始める。

　長い間、ダイアモンドの考え方が広く受け入れられることはなかったが、（ダイアモンドの努力によって）マネーの著書の中で主要な証拠に不正があったことが明らかにされると、すべては一変した。その不正とは、通常のXYの男の子に対する性器再構築手術［reconstructive surgery：（性器を）再構築する形成外科手術。かつて「性転換手術」と呼ばれ、後に「性別再適合手術」などと呼ばれるようになったが、近年は「性器再構築手術」という呼び方もされている］と、「彼」を女の子として育てようとする親の慎重な教育とによって、その男の子が女性のジェンダー・アイデンティティを持った女の子になったという事例の報告である。（この起こりそうもないプロセスは、包茎手術の失敗で男の子のペニスを損傷させてしまったことにより生じた〔Colapinto, 2001；Diamond & Sigmundson, 1997；Fausto-Sterling, 2000〕）。これは、個人的な悲劇と強いドラマ性で彩られており、一般書でセンセーショナルに取り

表5-1 生物学的な要因とジェンダー・アイデンティティの発達：明らかになっていること

ジェンダー・アイデンティティの決定要素についての生物学者たちの基準	ジェンダー・アイデンティティとの関係	準実験からの証拠
染色体	なし	アンドロゲン不応症候群
性腺	なし	ターナー症候群
内性器	なし	ターナー症候群
出生前のホルモン	ありうる	直接的な証拠なし
外性器	なし	トランス・セクシュアル
思春期のホルモン	なし	出生時に男児と判定されるCAH
その他	議論中	総排泄腔外反症
		子ども期の性同一性障害
		成人のトランス・セクシュアルの語り
		成人のトランス・セクシュアルの脳研究
		指の長さの比率

上げられた、有名なジョーン／ジョンの事例である（Colapinto, 2001）。

　ジョン・マネーの失脚は、先天説が圧倒的に優位になる時代の到来を告げた。ジェンダー・アイデンティティ形成の生物学的決定論の主張が優勢となり、その一方で、ジェンダー・アイデンティティ形成に社会化が重要な貢献をしているという考えは失笑を買うようになった。それでは、今日、証拠がどのように蓄積しているのだろうか。ケスラーとマッケナは1978年に出版された先見的な著書の中で、ジェンダーの発達と、広く認められている生物学的な要因との関係を査定する表を示した。ジェンダー・アイデンティティに焦点を当てて、最近の生物学的、医学的知見を組

み入れ、表に描き直してみると、生物学的諸要因の影響が認められる（表5-1）。

　染色体のセックス、性腺のセックス、内性器、外性器、そして思春期のホルモンが、ジェンダー・アイデンティティの直接的な決定要素ではないという点で、マネーは正しかった。ジェンダー・アイデンティティと、身体のある生物学的な構成とが一致しない人びとに対する広範な研究が、このことをはっきり示している。アンドロゲンにまったく無反応の（精巣も持っている）XYの個人のほとんどは、女性のジェンダー・アイデンティティを発達させる（アンドロゲン不応症候群）（表5-1参照）。同様に、先天性副腎皮質過形成症候群（子宮でのアンドロゲン過剰分泌）の極端なケースでは、XXの人は卵巣や子宮があるにもかかわらず、男性のジェンダー・アイデンティティを発達させる。出生前のホルモンが、何らかの方法で脳の発達に作用し、ジェンダー・アイデンティティ形成に影響を与えるというこうした考えは、それを支持する具体的な発達の道筋の説明や直接的な証拠を欠いているにもかかわらず、今日でも優位な仮説となっている。

　直接的な証拠がない中で、出生前のホルモン仮説は次のような形をとる。胎児の性腺は、未だ解明されていない何らかの方法で、脳の発達に影響を与えるホルモンを生成するという仮説である。脳がジェンダー・アイデンティティを作る、ということでもある。極端な場合、脳のアイデンティティの発達にはいかなる社会的な影響もないことになる。別の表現をすれば、ホルモンは、それがどのようなものか明らかではないが、脳が特定のジェンダー・アイデンティティを発達させるような「素因を作る」ということになる。「ホルモン―脳―アイデンティティ」という結びつきを強く信じている人びとは、自分たちの立場を支持する準実験を示している。ここでは、これらのうちの二つを吟味してみよう。性的

表5-2　中核的な性自認についての質問

以下の記述について、あなたがどの程度そう思うかまたはそう思わない
かを、「いつも」「ほとんどいつも」「大体いつも」、「半分くらい」「少し
だけ」「ほとんどない」「決してない」の中から回答して示して下さい。

1．この12カ月間、自分の行動は、この国でほとんどの人が自身の性別
　　に対して適切だと見なすものであった。

2．人生においてこれまでずっと、自分の行動は、この国でほとんどの
　　人が自身の性別に対して適切だと見なすものであった。

3．この12カ月間、私は自分の性別の人間であることを楽しんできた。

4．人生においてこれまでずっと、私は自分の性別の人間であることを
　　楽しんできた。

5．この12カ月間、私は自分が反対の性別であったら、と思ってきた。

6．人生においてこれまでずっと、私は自分が反対の性別であったら、
　　と思ってきた。

7．この12カ月間、私は心理的に自分が反対の性別であると考えてきた。

8．人生においてこれまでずっと、私は心理的に自分が反対の性別であ
　　ると考えてきた。

な発達で様々な障害を持って生まれた子どもたちへの性別割当て
とその受容についての研究、そして幼少期のジェンダーの違和感
についての研究である。

　心理学者のメリッサ・ハインズとその同僚は、先天性副腎皮質
過形成症候群の成人男女のジェンダー・アイデンティティを研究
した（第3章表3-1参照）。その症状が見られない血縁関係にある
男女が比較群として協力した。研究協力者たちは、幼少期にどの
ような種類の玩具で遊んだのか、成人してからの性生活や性的ファ
ンタジーはどのようなものだったのか、男性または女性として
生きることにどのくらい満足して過ごしてきたのか、といった質
問に対して回答した。これらの質問の最後の部分に焦点を当てて
みよう。心理学では、自己評価という方法が用いられている。ハ

インズ教授とその同僚は、表5-2に示された質問をすることで、中核的なジェンダー・アイデンティティを測定した。質問内容は、回答者が「自分自身の性別に満足しているか？」「自分が他の性別だったらと望んでいるか？」「心理的に、自分は他の性別であると思い込んでいるか？」の三点に区別できる（Hines, Brook, & Conway, 2004）。

　質問実施前の12カ月間の状態を振り返り、CAH（Cortical Adrenal Hyperplasia：先天性副腎皮質過形成症候群）の女性は、比較群の女性よりも、ジェンダー・アイデンティティの三点の質問で有意に高い点数を示した（つまり、それにあまり満足していなかった）。これについて問題が二つある。第一に、得点の差は大きかったが、約57％の人に重なりが見られた。第二に、それぞれの項目が同じようなジェンダー・アイデンティティの内容に関するものではなかったにもかかわらず、性同一性障害（Gender Identity Disorder：GID）を測定する目的のために、異なるタイプの質問が一括りにされてしまった。最後の質問は、実際のアイデンティティに最も焦点を当てたもので、自分を男性だと思い込んでいるか、といった質問である。最初の質問は、ジェンダー役割（アイデンティティとは違う）についての満足度に、第二の質問は女性であるより男性でありたいと思っているかに、焦点を当てたものと理解される。ハインズと同僚たちはこれらを一括りにして、「CAHの女性は、女性としてのアイデンティティが弱いと回答している」と結論づけている（Hines et al., 2004：78）。しかし、個々の質問に対する結果が不明のため、早期にアンドロゲンにさらされることがジェンダー・アイデンティティ（女性としての自己感覚）を男性化したのか、それとも単に女らしい役割への不満を増大させただけなのかは、明らかではない。この準実験の結果は示唆的ではあるが、結論ではない。胎児がアンドロゲンに曝さ

5章　ワタシは男の子？　女の子？　59

れることは、その後のジェンダー・アイデンティティを「固定」してしまうのだろうか？　おそらく、すべてのCAHの女性が自分のことを男性と信じているとは限らないだろう。早期にテストステロンにさらされることは後のジェンダー・アイデンティティの形成に影響を与えるのだろうか？　たぶん、平坦ではない道筋を辿るのではないだろうか。

　CAHの女性の研究に加えて、膀胱総排泄腔外反症、ペニス発育不全（ペニスの発達不全）、早期のペニスの外傷性欠損（Meyer-Bahlburg, 2005）という三つの稀な症例の研究が、ジェンダー・アイデンティティの発達について情報をもたらしてくれる。総排泄腔外反症は稀にしか見られない先天的欠損症で、子どもは外性器を持たず、形成不全の膀胱と周辺組織を持って生れてくる。かつては致命的な症状だったが、近年、そのような子どもに対して、多くは女性の形に再構築する手術が成功している。このことは46XYの患者たちにとって、手術による女性化、精巣の除去、そして幼児を女性に帰属させることを意味してきた。したがって、これは準実験に相当する。男性の出生前のホルモンを浴びて発達したと推測されるXYの幼児を女性に帰属させることは、どのくらい成功しているのだろうか。ここでの前提は、これらのXYの幼児たちは出生前にアンドロゲンに曝されているということだが、外反症の原因が何であるのか解明されていないので、この前提が正しいものであると確信できるものではない。それでもなお、この準実験から導きだされる論理とは、もし胎児がホルモンに曝されることでジェンダー・アイデンティティが決定されるのだとしたら、これらのXYの幼児を女の子として育てられるよう帰属させることはうまくいかないことになる。もし他の要因（社会的そして／あるいは生物学的な）がジェンダー・アイデンティティの形成に強い影響を及ぼすなら、そのような子どもは、女性のジェ

ンダー・アイデンティティを発達させることができる。

　メイヤー－バルバーグは、男の子または女の子に帰属させられ、育てられた、総排泄腔外反症のXYの子どもの症例を再検討した。早期に女性のジェンダーに帰属させられた51人の患者のうち、33人が依然として女性として過ごし、11人が男性として生活し、7人が男性でありたいとの願望を示した。男性に帰属させられ育てられた男性患者（現在まで279人）はすべて、公表された時点で依然として男性として生活していた。1人が女性になりたいという願望を表し始めていた。これらの患者たちはまだ若く、その選択はこれから成長するにつれて変化していくかもしれない（Meyer-Bahlburg, 2005）。

　メイヤー－バルバーグが引用している研究の著者ウィリアム・レイナー博士による最新情報は、次のような内容を含んでいる。女性に帰属させられた60人のグループ（そのうち2人は16歳で亡くなった）のうち60％は男性に移行し、40％は女性のままでいた（レイナーの私信, 2010）。女性のままでいる者のうち3人は健康上の問題で親の家に留まり、そのうちの1人は18歳になると同時に男性に移行し、もう1人は9歳の時に移行しようと試みたが親から拒否され、最後の1人は12歳のときに自分の治療歴を告げられ、20歳くらいになっている現在でも、女性のままである。自分の遺伝あるいは出生の由来をすべて知っていたのは、女性に留まっているその他の者のうちの4人だけだった。大人たちが性別移行することに対して与えた理由は、それが当人にとって有意義だったこと、移行によってよりよく適合したこと、さらに女の子（女性）に対して、どのみち本人が自認している男性として接する方がよりうまくいったことだった。そして、それは結局、正しかった。

　レイナーの研究結果の一つは特に注意を払う価値がある。総排

5章 ワタシは男の子？ 女の子？ 61

泄腔形成異常のXYの子どもたち——男性になることを選んだ子
どもたちのみならず、女性に留まっている子どもたちも含めて
——の中で、他の男性に性的な魅力を感じると述べた子どもは1
人もいなかった。その理由を説明できるほどには、子宮内での総
排泄腔形成異常の原因は十分にはわかっていない。しかし、この
60人のグループに関して、染色体上男性であることが、後に男
性の異性愛の欲望の表出と強く結びついているようだ。ジェンダ
ー・アイデンティティと性的指向についてのさらなる研究の展開
にとって、このちょっとした話を心に留めておくことには意義が
ある。

　ペニスの発育不全や外傷性欠損の症例は少ない。しかしメイヤ
ー－バルバーグがこれらの症例に総排泄腔外反症研究を加えてみ
ると、次のようだった。女性に帰属させられたXYの子どもの69
％（性別を変えたいと表明した7％を含む）が子ども期を女性と
して生活していた。青年期の子どもたちの91％（性別を変えた
いと望んだ23％を含む）が女性として生活していた。成人では
65％（男性への移行を望む18％を含む）が女性として生活して
いた。これと対照的に、すべてのXY患者のうち、男性に帰属し
て育てられたものは、すべての年齢層で男性に留まることを選ん
だ。こうしたデータに関してメイヤー－バルバーグは、胎児期の
ホルモン、遺伝子、あるいは他の要因のいずれも、ジェンダー・
アイデンティティの決定要因が完全に生物学的なものであること
を示すわけではないと結論づけている。彼は「ジェンダーの帰属
と、それに付随する社会的要因が、ジェンダーの結果に主要な影
響を与える」と結論する（Meyer-Bahlburg, 2005 : 432）。

発達心理学からの知見
　メイヤー－バルバーグが正しければ、誕生後の発達を見ること

で、ジェンダー・アイデンティティ形成について、多くのことが
わかるだろう。最初の手掛かりは、発達心理学者たちが長年にわた
る注意深い研究と賢明な実験によって作り上げた、わかりやすい
時系列の図が与えてくれる。図5-1と図5-2に示された情報を見
てみよう。図5-1(a) は、誕生時の男の子と女の子には重なる部
分もあるが差異も見られること、誕生してからの数カ月の発達が
主に養育する者（大半が母親）に依存していることを強調してい
る。ここでの関心事は、個人よりも母と子の二者関係という単位
である。母親は娘とより頻繁に対面的コミュニケーションをとり、
息子とはより多く身体的な関わりをすることがわかる。二者関係
は幼児の発達に影響を及ぼし、生後6カ月までは、女の子は男の
子よりもモノや顔を見つめることが多いことを示す報告もある
(Fausto-Sterling, García Coll, & Lamarre, 2011a, 2011b)。

　こうしたジェンダーの発達の時系列の変化を見るには、限界が
あることを強調しておかなければならない。もっとも重要なこと
は、これらの情報の大半が米国と西欧でなされた研究に基づいて
いるという点である。もちろんそのなかにも文化的な多様性があ
るだろうが、世界規模で見たときの文化の多様性と比較すれば小
さい。それゆえ、これまでに展開してきた議論を、時間を越えた
普遍的なものとしてはならない。つまり、すべての人間に対して
時空を超えて当てはめることはできないのである。人間の発達を
理解するために、ダイナミックで、発達論的なアプローチを展開
していくことの長所の一つは、歴史的、文化的特殊性を考慮する
必要性が常に残るとしても、研究の一般原理を見出すことの可能
性にある。

　赤ん坊が周囲の環境の中にジェンダーを認識するようになるの
には長い時間を要しない。3、4カ月までには、男女の声の違い
を理解でき、男女の顔の違いも認識するようになる（Quinn, Yahr,

(a) 誕生から6カ月までのセックス／ジェンダー

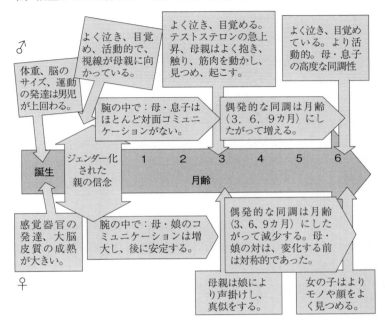

(b) 6カ月から14カ月のジェンダーの知識とスキル

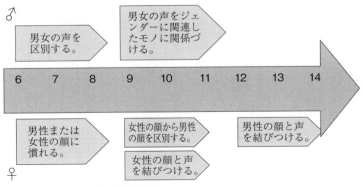

図5-1　発達上の時系列的変化

Kuhn, Slater, & Pascalils, 2002)。どうしてこのようなことがわかるのだろうか。乳児は自分が何を見ているのか言葉にできないので、乳児がどのように対象を見続けているかを注意深く観察し、そのことから推論するしかない。まず実験者は、乳児に髪型も服装も異なる女性たちが写っている複数のスライドを見せてみた。しばらくすると、乳児は別の女性のスライドが示されても、長い間見続けることがなくなった。しかし、男性のスライドを加えてみると、乳児は何か新しいものがあることを認識し、示された男性のスライドを長い間じっと見つめ続けていたのである。

　乳児は成人の男女の声を区別したり、男女が違って見えるということを学習することで、ジェンダーの知識獲得への旅を始める。その後の半年の間に、これらのスキルはさらに洗練されていく。女性の顔に慣れるのに加えて、男性の顔にも慣れることができ、女性の顔と女性の声を結びつけることもできるようになる。後者の能力は、心理学者が「通様相性」[視覚と聴覚などの異なる感覚の間に相互影響が現れる現象] 連合と呼ぶもので、聴覚的な様相と視覚的な様相を一緒に結びつけて解釈することにより、ジェンダーに関する情報がさらに豊富に生みだされるようになる (Poulin-Dubois, Serbin, & Derbyshire, 1998)。男性の声と顔を結びつけるというジェンダーに関連した能力は、少し遅れて1歳頃までに発達するようだ (Martin, Ruble, & Szkrybalo, 2002 ; Ruble, Martin, & Berenbaum, 2006)。最終的に10カ月になると、乳児はジェンダー・カテゴリーを作り上げるのに必要ないくつかの認知スキルを獲得し始める。たとえばある操作的実験場面で、10カ月の乳児は男女の声と男女の写真を結びつけることができた (Poulin-Dubois, Serbin, Kenyon, & Derbyshire, 1994)。さらに男性の写真とハンマーやフットボール等を、女性の写真とスカーフやフライパン等の品々を結びつけるというようにカテゴリーを作り上げること

5章 ワタシは男の子? 女の子?　65

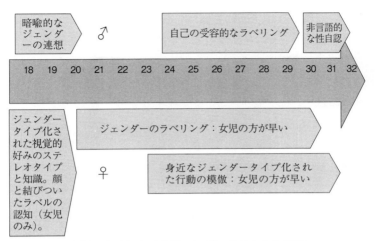

図5-2　18カ月から3年までのジェンダーのスキルと知識

もできた（Levy & Haaf, 1994）。このことは、1歳前の乳児であっても、自分たちの周りにあるジェンダー化された結びつきを理解していることを意味する。

　1歳を過ぎると、幼児はジェンダー中立的なアイテムを男女いずれかの性別に暗喩的に結びつけるといった複雑なスキルを身につけるようになる（図5-2）。たとえば、18カ月〜2歳の幼児が消防士の帽子、ハンマー、もみの木、熊を男性と結びつけたと報告している研究がある（Eichstedt, Serbin, Poulin-Dubois, & Sen, 2002）。これと同じ月齢で男の子はトラックを、女の子は人形をじっと見つめる傾向を示しており、12カ月の乳児は男の子も女の子も共に人形の方を見ていたという結果とは興味深い対比をなしている。こうした視覚的な好みにもかかわらず、2歳の子どもでは、男の子も女の子も、男女の子どもの顔写真と、ジェンダー・ステレオタイプ化された玩具とを結びつけることをしなかった（Serbin, Poulin-Dubois, Colburne, Sen, & Eichstedt, 2001）。

２歳を過ぎると、幼児たちは文化に特有なジェンダーの知識の吸収が急増し、男の子、女の子としての自己意識を表現するようになる。言い換えれば、ジェンダー・アイデンティティが出現するのである。それは急に現れるのではなく、むしろ一歩一歩少しずつ現れていく。最初に幼児は受け身的なラベリングを発達させて、「あなたは男の子？　それとも女の子？」という質問に正確に答えることができるようになる（Martin et al., 2002）。次に「ジェンダーに適合的な」行動に気付くようになり、人形とか電気掃除機といった玩具を使いながらジェンダー化された行動を模倣できるようになる（Poulin-Dubois, Serbin, Eichstedt, Sen, & Beissel, 2002）。たとえば、口紅を塗った男性とかハンマーを持った女性の写真が示されると、長い時間じっと見つめ続けている（Serbin, Poulin-Dubois & Eichstedt, 2002）。一般に、女の子は男の子より２、３カ月早く、こうしたステレオタイプの活動を学習するように見えるが、３歳になると、男女とも、その文化に特有なジェンダーのステレオタイプにかなり精通するようになり、自分を男の子、女の子と、自ら積極的にラベリングできるようになる（Weinraub, Clemens, Sockloff, Ethridge, Gracely, & Myers, 1984）。

　要約すると、子どもたちはまず、感覚的・認知的スキルを含むセックスとジェンダーの知識を発達させ、大人の活動と男女の間で文化的に「正しい」結びつきを形成していく。さらに子どもたちは、文化的に「正しい」遊びの好みを発達させ、これらのスキルを習得するようになると、最初は男性あるいは女性といったラベルを受け入れ、次に自分をラベリングすることを学習しながら、ジェンダーの枠の中に自分自身を位置づけていく。しかし、驚くことに（面白いことでもあるが）子どもたちは当初、ジェンダーを恒久的な状態であると考えていない。心理学者の言う「ジェンダーの恒常性」［自己の性が一貫した不変の属性であるということの

理解または認識]を欠いている（Ruble et al., 2006）。面白い例がある。当時ピンクの色を狂わんばかりに好んでいた2歳半の姪に、大きくなったら何になりたいか質問してみた。彼女は、胸を張って大きな声で「ポニー（仔馬）！」と答えた。そこで「どうしてポニーになりたいの？」と聞いてみた。すると彼女は「だってポニーが大好きだから」と理路整然と説明したのである。3歳から5歳の米国の子どもたちは、人の性別は時を経ても変わらないことを少しずつ学習する。しかし、男性・女性であることが（ここでは、トランス・ジェンダーの子どもたちの問題は別として）固定した特性であるということは、7歳くらいになるまでは理解できないのかもしれない。

　明らかにされなければならない細かな問題が多く残されているが、「ジェンダー・アイデンティティの発達は何年にもわたって進行していく」というのが、米国と西欧でなされた研究全般を通しての一般的な知見である。まずはじめに幼児は視覚、触覚、聴覚の情報を処理する。私たちはこの多様な感覚的な刺激が、通様相性連合という形で、脳の発達に影響を及ぼしていると仮定している。時間と慣行の中で歩き始めた子どもは、その文化で頻繁に用いられる言葉遣いを観察し、急速に発達する脳にそれらを記録させる。男性は口紅を付けない。女性はハンマーを使わない。やがて時が経つと、比較的単純な感覚的スキルとして始まったものが、より複雑な能力へと形を変えていく。親から独立した自己の感覚が芽生えると、歩き始めた子どもたちは新たに意識するようになった自己を、ほぼ同じ時期に獲得しつつあるその文化に特有のジェンダーの知識と結びつけていく（「恐ろしい2歳児」とは、自己主張と独立したアイデンティティの確立がその特徴のすべてであることを思い出してみよう）。身体の恒常性といったさらに洗練された考え方は、最後に現れる。

表5-3　きょうだい効果

	兄	姉	きょうだいなし（一人っ子）
女の子	セックスタイプ化が弱い。より男性的で、それほど女性的でない。	セックスタイプ化が強い。それほど男性的ではない。しかし、それほど女性的でもない。	中間・男のきょうだいを持つ女の子より女性的だが、同性のきょうだいを持つ女の子ほどではない。
男の子	セックスタイプ化が強い。より男性的で、それほど女性的でない。	セックスタイプ化が弱い。より女性的だが、男性的でないわけではない。	中間・女のきょうだいを持つ男の子より男性的だが、同性のきょうだいを持つ男の子ほどではない。

　ジェンダー役割は、真空状態の中で発達していくものではない。たとえば家族の構造が関係する。兄がいる3歳の男の子、あるいは姉がいる3歳の女の子は、同じセックスの一人っ子よりも、より男の子らしく、より女の子らしい（つまり、よりセックスタイプ化されている）。子どもがよりセックスタイプ化されるようになるには二つの方法がある。自分と同じセックスの行動をより多く行うか、反対のセックスの行動を行わないかである。言い換えれば、女の子が常に人形と一緒に遊んだり、人形遊びをするにしてもトラックでは遊ばないようにすると、より女の子らしくなる。兄がいることは、男女の子ども両方にとって、より男の子らしく、女の子らしくない行動に結びつくことがわかっている。しかし、姉のいる男の子は、典型的に女の子らしい方法で頻繁に遊ぶ一方、同じ程度で男性タイプ化された遊びをしている。姉のいる女の子の場合、人形遊びはそれほど多くないし、トラックで遊ぶことも少ない（Rust, Golombok, Hines, Johnston, & Golding, 2000）（表5-3参照）。

　両親の特徴も、セックスタイプ化された行動と関連する。たとえばある研究は、伝統的なセックス役割へ執着することが少なく、高い教育を受けた母親または両親の子どもは、セックスタイプ化

5章　ワタシは男の子？　女の子？　69

が少ないことを見出している。母親の喫煙や飲酒は、より男性的な（子どもの）行動と関連し、内気な母親はあまり男性的でない（子どもの）行動と関連している（Hines, Johnston, Golombok, Rust, Stevens, & Golding, 2002）。ジェンダー役割の発達と家族の諸側面との関連を調べた研究は、ジェンダーの発達において、多様な環境的・文化的変数が個人差にあまり作用していないことを示している。おそらくこれらの変数は、母集団レベルでのジェンダー役割や関心の差異に作用していると思われる。ところで、これまで私たちが得てきたものは相関であって、因果的な関係ではない。将来には、何らかの因果的な関係を示すことが可能になるだろう。しかし、確かな真実は、影響の道筋があまりに多くあり、それらが多様な方法で相互作用するので、ジェンダーの発達を単一の物語で示すことが簡単にできないということである。同じ文化の中でさえ、ジェンダーの未来は、私たちの疑問を解明してくれる個々の事例研究の枠を超えることはないだろう。特定の普遍的ストーリーを予測することはできない。

　私たちは実際には何もわかっていないというこの話には、一つの重要な側面がある。ジョン・マネーは、誕生時に周囲の大人たちが乳児の性器を認め、男か女かのいずれかとして扱うということを強調した。さらに彼は、子どもたち自身が外性器によって男らしいとか女らしい身体イメージを発達させることを示唆した。身体イメージの発達は、自己探求や自分で触ったり他者から触られる（最初は身体を拭いてもらったり、オシメを替えてもらう際の大人による接触に始まる）感覚の認知に基づいて進み、やがて自分の目で身体を調べてみたり、他の子どもや大人の外性器と見比べてみるといった視覚的フィードバックにより進行していく。感覚的なフィードバックは、脳に信号を送り、実際の神経結合を作り上げる。周辺（身体）と中央（脳）のこうした結合は、性器

を含む身体の各部分についての神経上の地図となる（幻影肢感覚
——切断手術を受けた人があたかも失った手足があるかのように
経験する痛みやその他の感覚——のような現象を説明するのがこ
の地図である）。どのような具体的な出来事が子どもの身体イメ
ージの発達や、後の思春期における大人の自己イメージの発達に
影響を及ぼすのか、ほとんどわかっていない。それだけでなく、
子どもが性器に触れることを研究することに対するタブーがある
ため、科学的に体系的な方法で研究することはできそうもない。
しかし、染色体、性腺、ホルモン、外性器のそれぞれのセックス
が、身体イメージやジェンダー・アイデンティティと一致しない
場合（子ども期のトランス・ジェンダーのアイデンティティ）、
何が起きるのかを知りたいという気持ちがあれば、今よりももっ
と理解が深まるだろう。

ジェンダー不一致の子どもたち

　２～３歳までに、子どもたちは他者のセックスを正しく理解す
ることを学習するが（Martin et al., 2002 ; Martin, Ruble, & Szkrybalo,
2004)、それ以前（早くも18カ月以前に）でもジェンダーにふさ
わしい役割を意識し始める（Serbin et al., 2002)。何人かの科学者
は、ジェンダー・アイデンティティ形成が出生前のホルモンの脳
への影響による結果だと信じているが、多くの認知・社会心理学
者は、ジェンダー・アイデンティティ形成は、学習過程、認知発
達、社会的強化の結果であると考えている（Bandura & Bussey,
2004 ; Martin et al., 2002)。臨床的にGID（性同一障害）と診断さ
れた人びとが、多くの研究で研究協力者になっており、ジェンダ
ー・アイデンティティ形成における生物学的役割に関する議論で
も情報源となっている。ジェンダー・アイデンティティ不一致の
成人（トランス・セクシュアルとかトランス・ジェンダーと呼ば

5章 ワタシは男の子? 女の子? 71

れる）に関しては、豊富な文献がある（Meyerowitz, 2002 ; Stryker & Whittle, 2006）。トランス・ジェンダーに関する社会運動（Feinberg, 1996, 1998）や、ジェンダーのアウトローとしての自己を様々に肯定している人たち（Bornstein, 1994）等、複雑である。発達過程を通して理解しようという本書のテーマに即して、小さな子どもにもジェンダー・アイデンティティの不一致が見られるといったことに焦点を当ててみよう。

　大衆紙や、多くの成人のトランス・セクシュアルの人たちは、トランス・セクシュアルについて、遺伝的にも発達的にも（解剖学的な意味で）正常ではあるが、「間違った」身体に閉じ込められていると信じている人間のことだと定義することがよくある。定義上この現象は、目に見えない自己感覚（アイデンティティ）を含み、インターセックスを定めている解剖学的基準に依拠するものではない。一般になされている措置は、身体をアイデンティティに一致するように「矯正」することである。身体の生化学を制御するホルモン治療は、外性器の外科的変形や、第二次性徴によって生じた特徴の改造に伴なって行われる。後者には、女性から男性へ（Female to Male : FtM）の移行のための乳房切除、男性から女性へ（Male to Female : MtF）の移行のための喉仏の手術や体毛の除去が含まれる。

　身体とアイデンティティを一致させたいという当事者たちの強い願望、さらに子どもの頃から反対のセックスになりたいと望んでいたこともあって、成人のトランス・セクシュアルの人たちの多くは、自分たちの状態が生物学に規定されていると思いこんでいる。自分の脳の発達が普通ではないと疑っている人も多い。実際に、MtFの脳の視床下部が「女性のよう」であることを示して、通常とは異なるジェンダー・アイデンティティの生物学的な原因の証拠だと主張する、MtFの脳の検死研究もわずかに存在

している（Kruijver, Zhou, Pool, Hofman, Gooren, & Swaab, 2000 ; Zhou, Hofman, Gooren, & Swaab, 1995）。しかし、これらの初期の研究において、MtFたちへのホルモン治療が、観察された脳の違いを生みだしたのだとする証拠も提供されている（Lawrence, 2007）。今のところ、成人のMtFが女性化された脳を持っており、それが原因で自分のアイデンティティに一致するよう身体を変えたいという願望を持つのだという考えを裏付ける証拠は何もない（Lawrence, 2007）。（成人のトランス・セクシュアルの定義、調査についてさらに詳細な情報はLawrence, 2008 を参照。）

　しかし新しい脳研究が次々に実施されており、方法論も改良されている。表5-4は、最近発表された研究例で、こうした研究が直面している困難さを整理したものである。私たちがどのように科学的研究を実施したらよいかについての本質──問題含みの──を描きだしている。ほとんどすべての研究者は、何らかのモデルないし理論、または見解を持っており、それに基づいて研究の問題設定をしたり、方法を構築している。トランス・ジェンダーの脳研究の場合、ジェンダー・アイデンティティは脳のセックスの一部分であり、出生前にホルモンに曝されることで大半が形成されてしまうというのが、背景になっているモデルである。これに対抗的な多くの仮説は、幼児期や子ども期の社会的な相互作用がジェンダー・アイデンティティ不一致の原因であるとする。これら対立する二つの考え方は、表4で引用された研究に示されている。これらの科学者にとって、その論理ははっきりしているように見える。MtFまたはFtMの人々の脳に、トランス・ジェンダーではない男女に見られる違いに対応する解剖学的な違いがあること。かつ、その違いが、病気または性別移行をさせる治療による特有なホルモンの変化にその原因があるのではないこと。この二つが満たされれば、ジェンダー・アイデンティティは生まれつき

表5-4　成人トランス・セクシュアル（選択された症例）の脳の違いについて私たちが知っていること

タイプ	MtF	MtF	FtM
研究方法と出典	検死 (Kruijver et al., 2000)	ホルモン治療を受けない被験者に対するDTIイメージング (Rametti et al., 2011b)	ホルモン治療を受けない被験者に対するDTIイメージング (Rametti et al., 2011a)
脳の領域	分界条床核 (BSTc)	脳の特定部分における白質微細構造	脳の特定部分における白質微細構造
発見	男性が有するソマトスタチン・ニューロンの数は女性の2倍以上であるが、MtFの個人の場合には女性とほぼ同数である。	観察された領域にセックス差が存在する。／MtFは女性と男性のパターンの中間になる。	観察された領域にセックス差が存在する。／FtMは男性のパターンに似ている。
可能な解釈	• 死に導いた医療歴の影響の結果 • 性転換の処置上のホルモン治療の影響の結果 • 女性または女児としての生活経験から導かれた神経の可塑性による結果 • 通常のセックス差として対応する神経生物学上の相違がGIDの原因である。	• 女性または女児としての生活経験から導かれた神経の可塑性による結果 • 通常のセックス差に対応する神経生物学上の相違がGIDの原因である。 • 先行する自己ホルモン治療のブラック・マーケットを統御できない。	• 男性または男児としての生活経験から導かれた神経の可塑性による結果 • 通常のセックス差に対応する神経生物学上の相違がGIDの原因である。 • 先行する自己ホルモン治療のブラック・マーケットを統御できない。
著者の結論	「BSTcにおけるソマトスタチン・ニューロンのセックス差と、トランス・セクシュアルの脳のそのセックスの逆転についての現在の発見は、トランス・セクシュアルの脳と性器の性的分化は反対の方向に進み、性同一性障害の神経生物学的な基礎をはっきりと示す、というパラダイムをはっきりと支持している」(p.2034)	白質部位のいくらかは、個人が治療を求め始める時点で、まだ男性化を終えていない	「治療を受けていないFtMトランス・セクシュアルの男性化を示す先行する脳の違いが存在する」(p.203)

のものだと推論するのが唯一の可能な説明だとしている（Kruijver et al., 2000 ; Rametti, Carrillo, Gómez-Gil, Junque, Segovia, Gomez, et al., 2011a ; Rametti, Carrillo, Gómez-Gil, Junque, Zubiarre- Elorza, Segovia, et al., 2011b）。

　しかし、さらにダイナミックなモデルについてはどうだろうか（Fausto-Sterling et al., 2011a, 2011b）。神経科学者たちは数十年もの間、神経の可塑性について、なぜ、何のためにあるのかを実証しようとしてきた。既存の神経はその連結を変化させ続け、新しい神経が生まれているが、これは、身体が物質的な世界の中で日々いかに相互作用しているかを物語っている。もしダイナミックな神経システムが環境によって形成されると考えるならば、トランス・ジェンダーが出現することについての本質的な疑問は今もなお問われなければならず、困難な研究を続けていかなければならないだろう。FtMに見られた脳の白質部位の違いについて見てみよう。上縦束（the superior longitudinal fasciculus：SLF）［一組の双方向性の神経束で大脳の前部と後部を結んでいる］と呼ばれる領域は、空間認識にとって重要な脳のネットワークの一部である。このFtMの症例報告をしている著者が記しているように、白質部位は20代後半まで持続的に発達する。違いのもう一つの領域である皮質脊髄路が適切に発達するためには、運動経験を必要とする（Rametti et al., 2011a）。しかし、神経可塑性は彼らのモデルの本質的な部分ではないので、これらの事実は男女の脳の解剖学的な違いの発達や出現を検証するよう計画された研究につながっていくほどの意味を持たない。要するに、私たちが行なっている科学は、どのような身体モデルからスタートするかによって決まっているのである。

　成人のトランス・セクシュアルの研究では、この現象の生物学的な起源についての説得力ある証拠が未だに提供されていないが、

２歳を超えたばかりのジェンダー不一致の子どもについてのレポートがおそらく提供してくれるだろう。生物学的要因だけでそのような初期のジェンダー不一致の原因を説明できるというのが、一般的な主張である。米国精神医学会は、1980年に初めて小児の性同一性障害（Gender Identity Disorder of Childhood：GIDC）と呼ばれる精神的疾病を『精神疾患の診断・統計マニュアル』*Diagnostic and Statistical Manual*（DSM）に載せた（Martin, 2008）。それ以来、診断基準は様々な修正をしてきた。DSM-IVでは、GIDCの子どもは以下の特徴を示すとしている。

（1）　反対の性に対する強く持続的な同一感……
（2）　自分の性に対する持続的な不快感……
（3）　その障害は、身体的なインターセックスの症状を伴っていない。
（4）　その障害は、臨床的に著しい苦痛または、社会的、職業的、または他の重要な領域における機能の障害を引き起こしている（Zucker & Cohen-Kettenis, 2008：p.384.からの引用）。

　上記の行動を示す子どもたちが実際どの程度いるのかは、アイデンティティの問題のない子どもが示すジェンダーに一致しない行動の幅が大きいために、評価するのが難しい。にもかかわらず、北米全体の男女の子どもたちの0.9から1.7%が、反対の性別になることを望んでいると推定する人たちもいる（Zucker & Cohen-Kettenis, 2008）。
　医療システムにおいては、子どもたちが精神科クリニックの治療の話まで持ちだされると、ジェンダー不一致は精神的疾病にされてしまう。親たちは様々な理由で、クリニックに助けを求める。子どもは不安を感じたり悲嘆にくれ、時に自傷にまで及ぶ子ども

もいる。親たちもまた、子どものジェンダー不一致に悩んでおり、その原因は、子どもが大きくなって同性愛者になることを恐れてのことも時にあるが、たいていは生活上の別のストレスのせいである。しかし、すべての子どもたちの苦しみが同じ程度というわけではない。ジェンダー不一致の子どもたちを価値づけて、素晴らしいと評価する親もいる。こうした大人たちは、何にも増して、子どもが非常に困難な世界を歩んでいくための助言や支援を求めている（Hill, Menvielle, Sica, & Johnson, 2010；Menvielle & Hill, 2011）。オランダにある優れたクリニックに来院した男の子と女の子の比率は3対1であるのに、カナダの有名なクリニックには女の子の5倍もの男の子が来院している。これらのクリニックでは、ジェンダー不一致の子どもたちは3歳から6歳の間だとされている（Zucker & Cohen-Kettenis, 2008）。

　特に何気ない会話の中で、ジェンダーの不一致（男の子の玩具を好む女の子や女の子の玩具を好む男の子）と、精神科医や臨床心理士によって定義されたようなGIDとを、しばしば取り違えてしまうことに気をつけよう。さらに悪いことに、精神的な疾患があるかどうかについて、女の子になりたい男の子（またはその逆）が正常なジェンダーの多様性の範囲内の極端な例にすぎないのかどうかについて、精神科の医師やカウンセラーたちも一貫していないのである。

　米国のテレビで放送された最近の事例で、2歳になる子どもがジェンダーに一致しない行動を示した（Goldberg, 2007；Winfrey, 2004）。専門家もその他の人たちも、そうした子どもたちがこれからどのように生きていけば適切なのか、意見がまちまちだった。生まれつきの性別のままで快適に過ごせるように関わっていく、家族や学校のシステムをジェンダー不一致の子どもにも対応できるようにする、オンラインや個人でサポート・グループを提供す

5章　ワタシは男の子？　女の子？　77

る等々（Langer & Martin, 2004 ; Martin, 2008 ; Menvielle & Hill, 2011 ;
Menvielle & Tuerk, 2002 ; Menvielle, Tuerk, & Perrin, 2005 ; Spiegel,
2008a, 2008b ; Zucker & Cohen-Kettenis, 2008）。しかし、どの道筋を
たどるかの如何を問わず、非常に小さな子どもたちのジェンダ
ー・アイデンティティの不一致から、ジェンダーの生物学につい
て学ぶべきことがあるのだろうか。

　子どものジェンダー・アイデンティティの不一致が早くも３年
めまでに現れるという事実は、その原因が生物学的なものである
という証拠にはならないし、胎児のホルモンのセックス上の機能
不全から生じたものだという証拠にもならない。ジェンダーの知
識獲得のダイナミックスについてこれまでに議論してきたことか
らすると、ジェンダー・アイデンティティの不一致が発現する前
にジェンダーに同化させるスキルが発達し、したがって、少なく
とも論理的には、学習と同化の過程それ自体がGIDを特徴づけ
ていることがわかる。さらにラベル化の結果――性同一性障害
――がそれぞれの子どもたちの様々な背景（出自）に起因しうる
ということも私たちは覚えておくべきだ。今のところ、あたかも
ただ一つの実体であるかのようにGIDにアプローチしているけ
れど、GIDという一つの終着点が異なる道筋からもたらされてい
ることが、おそらく明らかにされるだろう。

　オランダのアムステルダムにあるジェンダー・アイデンティテ
ィ・クリニックに診察を受けに来た男女の子どもたち53人が、
７歳から10歳の時点で、最近の査定で「継続者」と「非継続者」
と呼ばれる二つの下位集団に同じ割合で区分けされた。このラベ
ルは読んで字のごとくである。「継続者」は青年期を通してジェ
ンダー違和感を継続させていた。身体の生理的成熟は、彼らの大
きな苦痛の種であり、子どもの頃は仲間に受け入れられるように
かなり努力したけれども、青年期になってからは、ますます孤立

するようになった。対照的に、「非継続者」は生まれつきの身体に徐々に馴染み、ジェンダーに一致した活動に関心を持つようになった。もし小さい頃のジェンダー不一致という過去の経験を知らなかったら、仲間たちは、ジェンダーに一致した10代の若者として大いに喜んで彼らを受け入れただろう（Steensma, Biemond, Boer, & Cohen-Kettenis, 2011）。

　オランダのジェンダー・アイデンティティ・クリニックの研究者たちは、「継続者」と「非継続者」に対して長期にわたってインタビューを実施した結果、子どもの頃の反対の性別行動に差違は見出せなかったが、いくつかの点で両者間に違いがあることを明らかにしている。当初、およそ5歳頃には、「継続者」も「非継続者」もジェンダー・アイデンティティについてよく考えていなかった。しかし、6、7歳頃になると両グループともに、生まれつきでないセックスにアイデンティティを持ち始め、生まれつきのセックスに不快感を持ち始めた。この頃から違いがで始める。「継続者」は、自分自身を他のセックスで・あ・る・と信じていた。「非継続者」は、自分が他のセックスだったら・と・望・む・にすぎない女の子らしい男の子、あるいは男の子らしい女の子であると自分をとらえていた。この違いは、子どもたちが成長するにつれて、身体の感覚にまで及んでいた。「継続者」は、自分の身体が自ら感じているセックスの感覚に一致しないため、強い不快感を示した。一方「非継続者」は、生まれつきの身体を受け入れた。

　こうして少なくとも二つの（私としては、さらにもういくつかを明らかにしたいが）道筋が、子どものジェンダー不一致の感覚や行動へ導いているように見える。これらの発達の道筋を方向づける要素とはどのようなものだろうか。新生児の外性器のセックス（男か女か）は、外見やその後の男らしい、あるいは女らしいジェンダー表現の精緻化に先行する。人間はそのような表現を文

化的にコード化していくので、文化が違えば男らしいとか女らしいと見なされるものも異なる。さらにこの違いは絶対的というより程度の問題である。外性器は明らかに二型的であるのに対して、男らしさや女らしさは、相互に混合的で、排他的なものではなく連続的である。歩き始めたある幼児は、もっぱらトラックや男の子の遊び友だちを好むかもしれないが、好きな女の子の友だちがいたり、その男の子はそれなしには眠れないクマのぬいぐるみに執着するかもしれない。別の女の子は、人形の家で遊ぶのが大好きで、同時に空想上のレーザーガンを撃ちながら走り回るのも好きかもしれない。女らしさや男らしさの文化的な標準は、時代によって変化してきた。私の若いころは（はるか昔）スポーツに熱狂したり、バスケットボールやサッカーのような攻撃的で身体的なスポーツで競うことは、まったく女らしくないことだった。今日では女性の競技者が成功することも可能であり、魅力的で、おまけに競技中は大声をあげるし攻撃的でもある。

　いずれにしても、性器の方が男らしい、あるいは女らしいジェンダー表現よりも先行し、次にはジェンダー表現がジェンダー・アイデンティティ形成よりも先行する。ジェンダー・アイデンティティ形成は、2歳を過ぎた頃から現れ始め、その後数年かけて固定し、明らかになっていく。もっとも一般的には、男性の性器、男らしさのジェンダー表現、男性のジェンダー・アイデンティティへと続いていく。同じことが女性の性器、ジェンダー表現、ジェンダー・アイデンティティについても言える。あまり頻繁ではないけれど、男の子（性器によって同定された）が、極端に女らしいとされるようなジェンダー表現を発達させることもあるし、女の子についても同様である。多くの場合に子どもは、自分の性器に一致する内なるジェンダー・アイデンティティを発達させている。しかしGIDの子どもにとって、性器や染色体はいわば

「異物」のように見える。ジェンダー表現とジェンダー・アイデンティティは互いに一致しているが、染色体や性器とは一致していないのである。

　その理由は何だろうか。はっきり言えば、私たちは本当にはわかっていない。神経感覚の発達における個人差は、家族の精神力学と結びついている可能性があり、そのような結びつきがジェンダー・アイデンティティ形成の通常の発達パターンを何らかの形で混乱させるのではないかと、私は推測している（Fausto-Sterling, 2012）。マーティン（Martin, 2008）は、子ども期の初期のジェンダー不一致について、対立しているいくつかの精神力学的な説明を再検討しているが、ジェンダー不一致の子どもの家族が適度に健康的であるという対立的な考えでさえも、心理学の研究者を確信させるだけの十分な「確固とした」データに裏付けされているわけではない（Menvielle et. al., 2005）。

　しかしながら、「生物学的 vs. 心理学的」視点としてこの論争を枠づけてしまうと、子どもの発達の本質的な特徴のいくつかを見失わせてしまいかねない。この数年、ダイナミックなシステムを主張する理論家たちは人間の発達について、行動がどのように具体化するかを強調する、注目すべき説明を提供してきた（Fausto-Sterling, 2000 ; Hayles, 1993 ; Thelen, 1995, 2000 ; Thelen & Smith, 1994）。ジェンダー不一致の子どもの場合、そうした不一致が、発達の視点を取り入れることで可視化されていくことに意味がある。発達の視点はまた、ジェンダー・アイデンティティの確立やジェンダーの恒常性の感覚を示していくものでもある（Fagot & Leinbach, 1989, 1993 ; Fagot, Leinbach, & Hagan, 1986 ; Fagot, Leinbach, & O'Boyle, 1992 ; Martin et al., 2002 ; Ruble & Martin, 1998）。

　ジェンダー役割の知識の吸収やアイデンティティ形成の発達のタイミングがずれると、偶然生じた執着をジェンダーに固有なも

のとしてしまい、執着から脱するというよりも固定化してしまう（私が知っているある子どもは、1歳半から2歳までずっと、いつも絵の具の筆を持っていた。やがて彼はこの強迫観念を脱したが）。こうした一般的な発達上のどんな可能性でも、偶然の出来事とかタイミングという意味で、最初はわずかでも何度も繰り返されると文字通りに具体化されるようになり、つまり個人のアイデンティティとパーソナリティの確固とした特徴になるのである。私たちは、神経生理学のレベルで、これらの特徴が脳の中の神経ネットワークを通して機能すると推測している。神経の発達における個人差は、初期の固着に影響を及ぼし、やがてジェンダー化された世界についての発達途上の知識と結びつく。神経の発達（たとえば、行動、アイデンティティ、好み）は初期の行動的な探査から生じるというダイナミックな仮説や、新しい実験計画をさらに発展させることは、次世代の研究者の課題である。

　GIDCの子どもの初期の治療についての論争のほとんどは、ジェンダー不一致の子どもが同性愛の大人になる可能性に関心を寄せていた（Bem, 2008 ; Corbett, 1993, 1996 ; Green, 2008 ; Martin, 2008 ; Zucker, 2008）。ジェンダーに一致しない行動が早期に出現することをもって「生物学的」であるにちがいないとする考えは、大人の同性愛が生物学的原因を持っているという見解を支持したものだった。この議論には一つの重要なことが抜け落ちている。GIDCはジェンダー不一致の極端な一例であるということ。ジェンダーに一致しない行動はかなり一般的なもので、多くの成人の同性愛者は、そのことと、後年になってからの同性愛の欲望の出現とを回想して結びつけるが、彼らの行動はGIDCに比べて顕著な形をとることは少ない。それにもかかわらず、生まれつきのセックスのジェンダー・アイデンティティを取り入れているジェンダー不一致の子どもたちの多くが、同性愛や両性愛者になってい

る。スティーンスマの研究で異なるジェンダーに執着していた子どもたちも、青年期には同じセックスの相手に魅力を感じていた。しかし、彼らが自分のことを「もう一方」のセックスと考えるようになってからは、これらの感情を異性愛のものだとしている。ジェンダー役割、ジェンダー・アイデンティティ、性的傾向の間の関係について、もっと理解すべきことがたくさんあるのである（Steensma et al., 2011）。

　ジェンダー、解剖学的セックス、セクシュアリティ間の関係は複雑である。セオ・サンドフォートは、同性愛の男性は女らしく、レズビアンの女性は男らしいというアメリカ心理学の考え方の起源は、ルイス・M・ターマンとキャサリン・C・マイルスの1936年の研究にあるとしている（Sandfort, 2005）。ターマンとマイルスは、正反対のパターンに一致しなかった同性愛の男性の存在を確認していたけれども、男らしいゲイ男性を理論化することには失敗した。彼らを引用したその後の研究でも、この理論的な複雑さにはふれず、男性同性愛と女らしさは疑問の余地なく結びついているとしている。実践的な精神分析家のケン・コルベットは、「ゲイ男性を女性的と呼ぶことは、彼らのジェンダーの経験を十分に理解していないし、ジェンダーの移り変わりを確実に把握することにもならない」と記している。彼は「男性の同性愛は独特の男らしさを作り上げており、決して女らしさを真似るものではない」と論じる（Corbett, 1993 : 345）。こうした複雑さにもかかわらず、同性愛の生物学的な基礎についての議論は、GIDCとその後の同性愛との関係に大きく傾き、最近の生物学者の理論はさらに直接的な証拠に目が向くようになってきたが、この点については次章で扱うことにしよう。

5章 ワタシは男の子？ 女の子？ 83

●参考文献

Consortium on the Management of Disorders of Sex Development. (2006). *Clinical Guidelines for the Management of Disorders of Sex Development in Childhood*. Copyright ©2006 Intersex Society of North America. http://www.dsdguidelines.org/htdocs/clinical/index.html

Consortium on the Management of Disorders of Sex Development. (2006). *Handbook for Parents*. Retrieved from : http://www.dsdguidelines.org/htdocs/parents/index.html, accessed December 8, 2011.

Dreger, A. (2009). Gender Identity Disorder in childhood : Inconclusive advice to parents. *Hastings Center Report*, 39 (1), 26–29.

Dreger, A. (2010). "Pink Boys with Puppy Dog Tails." Monday, December 6, http://sexresearchhoneypot.blogspot.com/2010/12/pink-boys-with-puppy-dog-tails.html

Ehrensaft, D. (2011). "Im a Prius" : a child case of a gender/ethnic hybrid. *Journal of Gay and Lesbian Mental Health*, 15, 46–57.

Fausto-Sterling, A. (2012). The dynamic development of gender variability. *Journal of Homosexuality*, in press.

Karkazis, K. (2008). *Fixing Sex : Intersex, Medical Authority, and Lived Experience*. Durham, NC : Duke University Press.

Kessler, S. J., & McKenna, W. (1978). *Gender : An Ethnomethodological Approach*. New York : John Wiley & Sons.

Reis, E. (2009). *Bodies in Doubt : An American History of Intersex*. Baltimore, MD : Johns Hopkins University Press.

Stiles, Joan (2008). *The Fundamentals of Brain Development : Integrating Nature and Nurture*. Cambridge, MA : Harvard University Press.

Stryker, S., & Whittle, S. (2006). *The Transgender Studies Reader*. New York : Routledge.

Valentine, D. (2007). *Imagining Transgender : An Ethnography of a Category*. Durham, NC : Duke University Press.

Zucker, K. J., & Bradley, S. J. (1995). *Gender Identity Disorder and Psychosexual Problems in Children and Adolescents*. New

York : Guilford Press.（ケネス・J. ズッカー＆スーザン・J. ブ
ラッドレー／鈴木國文・古橋忠晃・早川徳香・諏訪真美・西岡
和郎訳『性同一性障害──児童期・青年期の問題と理解』みす
ず書房，2010年）

6・章 同性愛について考える[1]

セクシュアリティには歴史がある

（テレビのニュースキャスターであるレイチェル・マドーが皮肉交じりに言っているように）「ゲイ」には報道の値打ちがある。ゲイの結婚である。人に尋ねてもいけないし、口に出してもいけない。それが、ゲイ問題だ。私たちは、この問題を避けて通ることはできない。私たちはこの問題について、多くのことを知っているかのようである。しかし、本当にそうだろうか。問題は一つだけなのだろうか。それとも、多くの問題があるのだろうか。男性と女性とで、同じことが問題になるのだろうか。それはセックスやジェンダーとどのような関連があるのだろうか。どのように発展するのだろうか。人間の欲望について、より多くを知っているのは誰なのだろうか——生物学者か？　それとも詩人なのか？

現在でも過去の歴史においても、すべての文化が、私たちと同じようにジェンダーやセクシュアリティを構築してきたわけではない（図6-1参照）。多くの歴史家が、17世紀と18世紀に、セックスとセクシュアリティの考え方に大きな変化が生じたと述べている。この時期に、それまで神の名の下で行使されていた封建的

1　第6章の一部は、許可を得て、拙著 *Sexing the Body : Gender Politics and the Construction of Sexuality*（2000）から引用したものである。

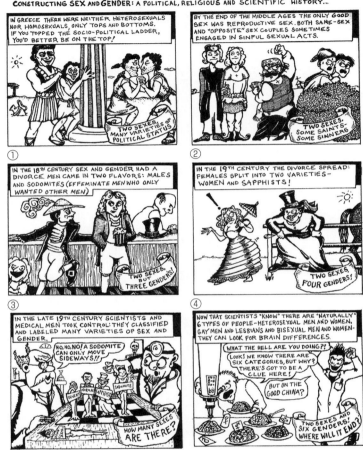

図 6-1 作り上げられてきたセックスとジェンダー：政治的、宗教的、科学的な流れ

（ダイアン・ディマッサが著者のために作成）

① 二つのセックス、多様な政治的地位

　ギリシャ時代、そこには異性愛も同性愛もなかった。あるのは、上になる者と下になる者だけであった［性行為の意味も含む］。も

し、あなたが社会政治的階層の頂上に登りつめれば、上になることができる。

② 二つのセックス、聖者と罪深き人
中世の終わりまで、生殖のためのセックスが、唯一最良のセックスであった。同性のカップルと「異性」のカップルとが、ときに罪深い性的行為を行なっていた。

③ 二つのセックス、三つのジェンダー
18世紀、セックスとジェンダーが分離した。男性には二つのタイプがあった。すなわち、いわゆる男たちと男色家（他の男性だけを求める女性化した男性）である。

④ 二つのセックス、四つのジェンダー
19世紀、その分離は拡大した。いわゆる女たちには二つのタイプがあった——女性と同性愛の女性である。

⑤ セックスはいくつあるのか？
19世紀後半、科学者と男性の医者が多様なセックスとジェンダーを分類し、ラベルをつけて管理した。
「ダメダメダメ！ 男色家は斜めにしか動けないよ!!」

⑥ 二つのセックスと六つのジェンダー！ 終わりはどこに？
今や科学者たちは、六つのタイプの人々が自ずと存在していることを「わかっている」。異性愛の男性と女性、ゲイの男性とレズビアンの女性、バイセクシュアルの男性と女性。彼らはこれらの人びとの脳の違いを探し求めている。
「君はいったい何をやっているんだい？」
「いいかい！ 六つのカテゴリーがあることがわかっているんだ。だけどどうしてだろう？ ここに手掛りがあるはずなんだ！」
「でも、お皿に盛りつけられた脳を見てわかるの？」

専制権力が、法の下の平等という考え方に取って代わったのである。歴史家のミッシェル・フーコーによれば、社会はさらに何らかの形の規律を必要とする。発展段階にあった資本主義は、「生産機関の中に人びとの身体を組み込み、経済の流れに合わせて人口を調整していける」（Foucault, 1978 : 141. Fausto-Sterling, 2000 より

引用）ように制御する新しい手段を必要としていたのである。

　19世紀初期に「人口の生－政治学」が生じたと、フーコーは論じている。この時期、先駆的な社会科学者たちが、出生や死亡率、平均余命や長寿を監視し、管理するのに必要な調査手法や統計手法を発展させ始めた。フーコーは「discipline」という言葉に二つの意味を付与した。一つは、統制や罰という意味である。もう一つは、学問的な知識の集合――歴史学や生物学という学問領域――という意味である。胎生学、内分泌学、外科学、心理学、生化学の分野で発展した学問的な知識は、人びとを分類し、整理するための小さな収納スペースとなるようなカテゴリー（たとえば、性的表現のパターンにより人を分類、整理すること）を作りだしてきた。これによって、医者は、身体のジェンダーでさえも統制するように促されてきた。もし、測定が容易で、人びとをきちんと分類することができれば、分類された人びとを、医学や心理学といったそれぞれの学問領域で研究することが可能になる。

　例として、40代になって自分がレズビアンであることを「見出した」既婚女性を扱ったテレビのニュース番組を取り上げてみよう。この番組では、男性とセックスする女性は異性愛者で、他の女性と恋に落ちる女性はレズビアンであるという考えにそって、議論が展開されている。この番組には、これら二つのカテゴリーしか存在していないようだ。インタビューを受けた女性が、夫と活発で満足した性生活を持ち、子どもを産み育てているとしても、彼女たちが女性に魅力を感じている自分を見出している限り、レズビアンに「他ならない」とされる。さらに彼女たちは、自分がレズビアンであることに気づいていなかっただけであり、常にレズビアンであり続けてきたのだとされてしまうのである（Strock, 1998）。

　この番組では、セクシュアル・アイデンティティを根元的で実

6章　同性愛について考える　89

体のあるもののように描いている。すなわち、女性は生まれつき
異性愛者であるか、もしくは生まれつきレズビアンかのいずれか
である。そして、レズビアンとしてカミングアウトすることによ
り、異性愛的行為をしていた期間のすべてが否定されることにな
る！　こうしたセクシュアリティの捉え方は、あまりにも単純過
ぎるように見える。しかし、この捉え方は、人びとに深く浸透し
ている考え方を反映している。実際に、とても深く浸透している
ので、すぐ後で見るように、人間に加えて動物についての膨大な
科学的研究も、こうした二分法の枠組みにそって設計されている。

　人間のセクシュアリティについての社会的秩序や表出のあり方
は、永続的なものでもないし、普遍的なものでもない。現代に作
りだされたカテゴリーは、1世紀前の生活と何の関係もない。そ
こで、歴史家はこれらのカテゴリーを使用せずに、昔の人たちが
何を感じ、理解していたのかを明らかにしようと苦心している。
たとえば、科学歴史家のバーバラ・ドゥーデンは、8巻からなる
医学テキストについて述べている。この本は臨床医により18世
紀に書かれたもので、女性の病気を含む1800以上の事例が記述
されている。ドゥーデンは、これらの女性たちが抱えていた病が、
20世紀の医学用語では表現し直すことができないことを明らか
にした。さらに彼女は「これまで流布してきた様々な医学的理論
が、大衆文化のいろいろな要素と結びついてきたこと」に気づい
た。また、「何の疑いようもないほどはっきりしている身体感覚
でさえ、（ドゥーデンにとっては）まったくありえそうもないと
考えられるような現象に付随して生じていた」（Duden, 1991 : v）。
ドゥーデンは、18世紀のドイツ人女性の身体について、彼女た
ちの言葉で理解しようとするたびに感じた知的苦痛を記している。

　　こうした病気で苦しんでいる女性たちの目に見えない身体内

部の状態に近づくためには、皮膚の内側にある身体内部が、
皮膚という境界線によって外界から隔てられているという考
え方を乗り越えなくてはならなかった。身体とその周囲の環
境は、互いに対立する領域とされてきた。一方は身体であり、
自然であり、生物学であり、変化することのない現象である。
他方は、社会的環境であり、歴史であり、常に変化する領域
である。この両者の間に境界線を引くことによって、身体は
歴史とは無関係のものとされてきたのである（Duden, 1991：
v, vi）。

　多くの歴史家たちは、セックスや欲望についての現代的な考え
方が19世紀に出現したと考えている。それが1869年であると指
摘する者もいる。その年は、反ソドミー法の修正を求めるドイツ
の法改革者たちによって、「同性愛」という単語が初めて公的に
使用された年であった（Katz, 1995）。新しい用語が作りだされた
からといって、20世紀におけるセクシュアリティに関する新た
なカテゴリーが魔法のように作られることはなかったが、新しい
カテゴリーが出現するきっかけにはなった。医者たちが同性愛に
関する事例報告書を公表し始めたのは、この時期である。1869
年に初めて、精神医学と神経疾患に関するドイツの専門誌が登場
した（Hansen, 1989, 1992）。科学的文献が豊富になるにつれて、語
りを収集したり体系化する専門家も現れた。今や古典となったク
ラフト－エビングとハヴロック・エリスの研究により、同性愛的
行動が、公に理解される活動から、少なくとも部分的には医学的
な処置の対象となるものとして位置づけられることになった
（Ellis, 1913 ; Krafft-Ebing, 1982）。
　同性愛と異性愛に関して新たに現れた定義は、男らしさと女ら
しさという二つの性別モデルに基づいて構成されていた。たとえ

6章　同性愛について考える　91

ば、ビクトリア朝時代には、性的に積極的な男性と性的な関心を示さない女性という対比がなされた。しかし、これは不思議なことである。もし積極的な欲望を感じるのが男性だけであれば、二人の女性はどのようにして互いに対する性的な関心を発達させるのだろうか。その答えは、二人の女性のうちの一人は、非常に男らしい特徴を持った性的倒錯者であるというものである。これと同じ論法が、同性愛者の男性にも適用される。すなわち、同性愛者の男性は、異性愛者の男性よりも、女らしいと見なされるのである。こうした考え方は、齧歯類における同性愛的行動に関する20世紀後半の研究にも見られる。つまり、マウントするメスは、レズビアンのラットとされ、マウントされることに反応するオスは、ゲイのラットとされる。

　こうした同性愛についての新たな捉え方は、同性愛の医学的解釈にも影響を与えた。自分を同性愛者であると認識している男性は（のちに女性も）、医学的な助けと理解を求めた。そして、医学的な報告が急増すると、同性愛者たちは、自分自身を表現するものとして、同性愛という用語を用いるようになった。「多くの人びとに、あるアイデンティティや名前を与えるといった支援によって、医学はまたこれらの人びとの経験を適応させたり、行動を変化させるよう手助けをすることになった。新しい病気を作りだしただけではなく、『現代的な同性愛者』という新しい種類の人びとを作りだしたのである」（Hansen, 1992 ; 125）。1892年には、異性愛という用語は海を越えてアメリカへと伝わった。そこでは、医者の間で、「異性愛とは、『異性』に対する正常なエロスを示すものである」という合意が形成されていった。つまり、「（医者たちにより）倒錯した性から正常な性を強制的に分離するような愛のアパルトヘイトともいうべき新しい異性愛分離主義が宣言されたのである」（Katz, 1995 : 16）。1930年代を通して、異性愛という

概念は、国民の意識に浸透していく道筋を獲得し、第二次世界大戦が始まる頃には、性を見つめる上で普遍的な現象であると考えられるようになった。

　先述の歴史家たちは、歴史的な様々な時期に断絶があったと強調している。彼らは、「セクシュアリティについての一般的な法則と、その歴史的な進化」を探究しようとすれば、「過去の実に様々な考え方と行動によって挫折してしまう」（Nye, 1998 : 4）と考えている。しかし、異論を唱える人びともいる。たとえば、歴史家のジョン・ボズウェルは、キンゼイの分類枠組みを古代ギリシャにも適用している。彼にとって、男性同性愛者（女らしい男性）や女性同性愛者（男らしい女性）といったカテゴリーの存在は、同性愛の身体や本質が世紀を超えて存在してきたことを示すものであった。ボズウェルは、それぞれの歴史的時代で、性的行動は、異なった形で体系化され、解釈されてきたのだと認識している。しかし、彼は、特定の性的行動に関わる領域は、当時も今も共通していると指摘する。「セクシュアリティの明確な表現が考え方や文脈に依拠しているとしても、エロティックな好みが一つの有効なカテゴリーであるとする考え方を取り除くことはできない」（Boswell, 1990 : 22, 26）とボズウェルは強調する。さらにボズウェルは、特定の性的傾向を組み込んだ身体を伴って人が生まれてくることもあると、ほのめかしている。文化の獲得により、生来的な欲望の表現の仕方を学ぶことはできるが、生来的な欲望が作りだされることはなかったと、彼は論じている。

　歴史についての議論は続いている。人びとの過去の経験について到達した結論は、分析カテゴリーを、時代や場所をこえてどこまで当てはめることが可能か否かによって、大きく変わってくる。ここで少しの間、時間を旅行するクローンがいると仮定してみよう。古代ギリシャ、17世紀のヨーロッパ、そして現在の米国で、

遺伝的に同一の人間が暮らしているとする。ボズウェルは、もし特定のクローンが古代ギリシャにおいて同性愛者であるならば、17世紀においても現代においても同性愛者であるというだろう。時代や場所によって、ジェンダーの捉え方が異なることにより、性的倒錯者の存在が表に現れないことがあるかもしれないが、それが作りだされることはない。しかし、ハルプリンは、古代ギリシャで異性愛者であったクローンが、現代でもまた異性愛者である保証はないと論じる。外見が同じだとしても、昨日の性的倒錯者が今日のレズビアンの男役となるのか、中年のギリシャの男性が今日の小児愛者となるのかについて、われわれは知ることができないのである*。

歴史学ではなく、人類学ではどうだろうか？

　人間のセクシュアリティが生来的なものか、それとも社会的に規定されているのかを解明するために、歴史家が過去を見続けてきたのに対して、人類学者は、現代文化における性的な行動と役割と表出を研究することによって、同じ疑問を追究してきた。その結果、二つの一般的なパターンが見出された。ある文化では、私たちと同じように、同性同士でカップルとなっている者は、そのような役割を恒久的に担っているとしている。メアリー・マッキントッシュの用語を用いれば、「恒久的な同性愛」である（McIntosh, 1968）。

　対照的に、すべての青年期の男の子が、成長過程のある段階で、年長の男性と性器的な行為を行なうことが期待される社会がある。こうした行為は、短期的できわめて儀式化されているかもしれな

＊　本段落に関わる図が原著に掲載されていたが、煩雑さを避けるため省略した。

いし、数年続くかもしれない。ここでの二人の男性の間における口と性器との接触は、恒久的なものではない。むしろ年齢と地位とが性的表出を規定しているのである（Vance, 1991）。人類学者たちは、二つの点を目的として、非常に異なる人びとと文化とを研究してきた。第一は、人間の多様性を理解することである。すなわち、消費し、再生産していくために、人類が社会を体系化している方法の多様性である。第二は、多くの人類学者たちに見られるように、人間の普遍性を探求することである。歴史家と同じように、人類学者も次の点について意見が分かれている。すなわち、ある文化で得られた情報が、どれほど他の文化についても説明することができるかについて、もしくは、性的表出における根本的な差異が見かけの共通点よりも大きいと考えるか、それとも小さいと考えるかについてである。このような意見の相違があるにもかかわらず、人間のセクシュアリティの性質についての議論において、人類学的なデータがしばしば展開される（Davis & Whitten, 1987 ; Weinrich, 1987 ; Weston, 1993）。

　ある研究者は、異文化における類似性を見出している。たとえば、人類学者のギル・ハートは、人間のセクシュアリティの体系に対する四つの主要な文化的アプローチを列挙している。古代ギリシャで見出された年齢特有の同性愛は、現代の文化でも見られる。その文化では、青年期の男の子が年長の男性とともに隔離された場所でフェラチオを行なうことが、発達段階の中で一つの習慣として位置づけられている。このような行為は、異性愛の成人になるための通常の発達過程の一部であると理解されている。ジェンダーが逆転した同性愛では「同性間の行為に、通常とは逆転したジェンダー役割の要素が伴う。すなわち、男性は女性のような服を着たり、女性のようにふるまったりし、女性は男性のような服を着たり、男性のようにふるまったりする」（Herdt, 1990 :

222)。ハートは、シャーマンのような特定の社会的役割を担っている人びとに対してだけ、同性間の行為を認める文化に見られる特定の役割に限定された同性愛を見出している。特定の役割に限定された同性愛は、私たちの文化の創造物である現代のゲイ運動ときわめて対照的である。米国で自分のことを「ゲイである」と表明することは、自分自身をゲイであると認識し、社会的な、ときには政治的な運動に参加することを意味する。

　社会的権力のシステムとジェンダーの間の関係性に注意を向けるとき、人類学者もまた理論的な困難さに直面する。1970年代を通じて、西欧と北米のフェミニストの活動家たちは、ジェンダー平等に関する政治的な主張を支持するような実証的なデータを、人類学者が提供してくれることを望んでいた。もし世界のどこかに、平等な社会が存在しているのであれば、私たちの今の社会の構造は必然的なものではないと考えることができるのではないだろうか。そうではなく、もし現在知られている人類の文化のすべてにおいて、女性が従属的な地位に置かれているとしたら、どう考えればよいだろうか。女性が第二の地位にいることについて異なった文化間に類似性が見られるからといって、このことは、多くの人が指摘しているように、生物学的に規定されていることを必ずしも意味しないのではないだろうか。

　フェミニストの人類学者たちは、公平という理念を掲げている文化を探し求めたが、嬉しい知らせとともに戻って来ることはなかった。フェミニスト人類学者のシェリー・オートナーが述べたように、「男性はとにもかくにも『第一の性』であった」（Ortner, 1996 : 146）と多くの者が考えていた。しかし、これらの初期の異文化分析に対する批判が増すにつれて、優れたフェミニスト人類学者たちは、1990年代にこの問題を再吟味した。性的不平等の普遍性についての議論が20年以上も続いてきたのは、人類学者

がそれぞれの社会の内部において矛盾が存在していないと仮定していたからであると、オートナーは考えている。このような仮定をすることは今や非合理的であると、彼女は考えている。すなわち、「矛盾が一切存在しない社会や文化は存在しない。すべての社会／文化は、男性が特権を持つような軸と、女性が特権を持つような軸と、ジェンダー平等な軸と、そして（ときに多くの）ジェンダーとは関係のないものが特権を持つような軸とを持っている」。これまでの問題は、私たちがいずれの事例についても一様に分類しようとしたことにある。さらに彼女は現在、「いずれの事例を見ても興味深いことは、そこで作用している論理や、その中で話されている言説や、そこに作動している特権と権力が、まさに多様性を持っていることである」（ibid. : 146）と論じている。もしそこでのダイナミックスや矛盾、些細なテーマに注意を払えば、現在の主要なシステムに加えて、今は些細なテーマであるとしても将来は重要なテーマになるものを見つけることができると、オートナーは信じている。

　フェミニストたちはまた、固執した考えを持っている。その中心的なものとして、ナイジェリアの人類学者であるオィエロンケ・オィウミは、次の考えを指摘している。すなわち、あらゆる文化が「人間の身体を男性もしくは女性として捉えることで、それぞれの社会が体系化されている」（Oyewumi, 1998 : 1053）と考えることである。この考えに関して、西欧や北米のフェミニストたちを非難しながら、オィウミは、ジェンダー・システムの押しつけが（この場合、学問における帝国主義に続く植民地主義を通して）、民族や人種の違いについての理解をいかに歪めてしまうのかを示している。オィウミは、西アフリカのヨルバ文化を詳細に分析して、相対的な年齢が社会を体系化する軸として、非常に重要であることを見出している。たとえば、ヨルバ語の代名詞は、

性別を示すことはなく、話し手よりも年上なのか、それとも年下なのかを示すのである。

　もしヨルバの知識人がヨルバの土地において、最初の学問を作り上げたのであったならば、オィウミは「年長であることがジェンダーよりも特権を持っていただろう」（ibid.: 1061）と考えている。ジェンダーではなく年齢というレンズを通してヨルバ社会を見ることには、二つの重要な効果がある。第一に、もし欧米の学者がヨルバの人類学者たちからナイジェリアについて学んだなら、ジェンダーの普遍性についての私たちの信念体系は変化するだろう。第二に、ヨルバにおける年功序列的な社会体系の視点を明確に表していくことによって、おそらく、このような社会構造をさらに強化していくことができるだろう。

　このように、歴史家たちと人類学者たちは、様々な文化や歴史にわたる人間のセクシュアリティの解釈の仕方について、意見が一致しているわけではない。哲学者でさえ、「同性愛」と「異性愛」という言葉の妥当性に異議を唱えている。まさに議論の対象となる用語なのである（Stein, 1998）。しかし、社会構築主義をどの程度信奉しているかにかかわらず、多くの者が、自然と文化の間に、また「実際の身体」とその身体についての文化的解釈との間に、根本的な乖離があるとの前提で議論を展開する。しかしながら、こうした乖離を前提とする考え方は、問題を捉える上で、よい方法ではないかもしれない。身体経験は、特定の文化や歴史的な時点の中での発達によってもたらされるのである。私たちが成長し、発達していくにつれて、文字通り、ただ「漫然と」ではなく（すなわち、言語や文化の実践を通して）、私たちの肉体の中に経験を組み込みながら、身体を構築していくのである。もしこの考え方が正しいのであれば、物質的な身体と社会的な身体との間を区別してしまうことは、本書を通して示している事例に対

する説明と矛盾してしまうことになる。

　それでは、生物学ではどうだろうか？
　セックス差の生物学に関する最近の学会で、この分野の第一人者である科学者が、じっと聞き入っている数百人もの聴衆に向けて、セックスと性的欲望に関して男性はきわめて単純であると断言した。男性というものは、異性愛者で、それゆえ関心や欲望が男性的であるか、もしくは、同性愛者で、それゆえ関心や欲望が女性的であるかのいずれかである。その科学者が言うには、欲望が中間型である男性はほとんどいない。その科学者自身も同意しているのだが、女性はおそらくそれほど単純ではない。そのために、その科学者は、私たちがよくわかっていると考えている男性について焦点を当てたのであった。
　しかし、男らしい男性と女らしい男性とは、正確にいうと、ど・の・よ・う・な・人・で・あ・る・のだろうか。男らしさや女らしさが時代によってどのように変わってきたのかを知るためには、フリルとウィッグを身に着け、頬紅をさしている17世紀の男性のイメージを見てみればよい（図6-2参照）。セクシュアリティを研究している近年（およそ1967年から現在まで）の科学者たちも、男性的セクシュアリティと女性的セクシュアリティの捉え方を徐々に変化させてきた。
　1960年代の後半の科学者たちは、性交（膣へのペニスの挿入）が男性的セクシュアリティと女性的セクシュアリティとが交差する唯一の場所であると見なしていた（図6-3参照。Jordan-Young, 2010より転載）。男らしい男性は、理論的には女性だけに欲望し、女性との性的行為そのものが唯一の目標であった。女らしい女性は男性だけを欲すると理解されていたが、彼女たちの性的行為の目標は、愛であり、母性であった。さらに、自慰をしたり、積極

1660—1670

これらの衣服は、1650年代後半のヨーロッパに見られた最新のファッションであった。ただし、イギリスでは、1660年のチャールズ2世の王政復古のときまではそうではなかった。
このようなドレスは過剰に装飾されており、むしろ合理性に欠けていた。短い袖の簡素なダブレット（男性用の腰のくびれた胴着）の下から、ふわっとしたシャツを外に出している。「ペチコート」のズボンは、フリルのついた膝丈のカノン（canons）のところで終わっている。ペチコートの袖口、ウエストラインにリボンが豊富につけられており、「意匠をこらしている（ファンシー）」と言われた。マントから胸当てまでの端という端に、レースが飾り付けられている。かつらが長く用いられ始めた頃である。
ただし、1665年頃のイギリスでは、ベストや男性用チョッキが、チュニックやコートとともに、以前のスタイルにとって代わった。

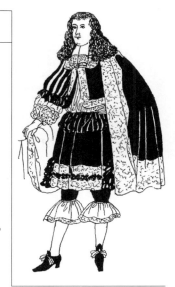

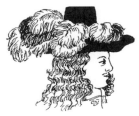

黒い帽子に、色のついたオーストリッチの羽が多くつけられている。

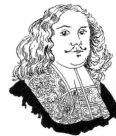
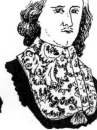

ダブレットの高い襟から常に胸当てを下げるのが、もっとも一般的なものであった。無地の寒冷紗か麻である胸当ての場合もあれば、たくさんのレースか、深さの異なるひだのついた麻で、すべてが作られている胸当ての場合もあった。このひだは、横にもプリーツがついているか、曲線形になっていた。ひだの深い胸当てでは、小さな毛糸玉の房のひもが隠されていた。

図 6-2　17 世紀の男性的な盛装

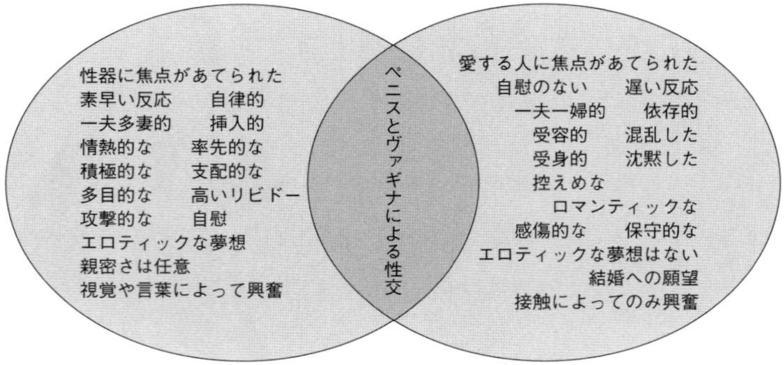

性器に焦点があてられた
素早い反応　　自律的
一夫多妻的　　挿入的
情熱的な　　　率先的な
積極的な　　　支配的な
多目的な　　　高いリビドー
攻撃的な　　　自慰
エロティックな夢想
親密さは任意
視覚や言葉によって興奮

ペニスとヴァギナによる性交

愛する人に焦点があてられた
自慰のない　　遅い反応
一夫一婦的　　依存的
受容的　　　　混乱した
受身的　　　　沈黙した
控えめな
ロマンティックな
感傷的な　　　保守的な
エロティックな夢想はない
結婚への願望
接触によってのみ興奮

男性的セクシュアリティ
女性だけに対しての欲望を持つ
セックスの目標はセックス

女性的セクシュアリティ
男性に対してだけ欲望を持つ
セックスの目標は愛情と母性

**図 6-3　おおよそ 1967 年から 1980 年までの間の初期の研究におい
て、脳組織の研究者たちによって、男性的／女性的に分類された
活動や欲望**

的に性的接触を求めたりする男性的セクシュアリティを持つ者は、
高いリビドーを持ち、エロティックな夢を見て、複数の性的パー
トナーを持ち、視覚的なイメージで興奮する。女性的セクシュア
リティを持つ者は、理論的には自慰をせず、愛する人に関心を集
中させ、一夫一婦制を好み、ロマンティックであり、エロティッ
クな夢を見ることはなく、直接的な接触によってのみ興奮する。
男性的セクシュアリティと女性的セクシュアリティに関するこう
した考え方は、1960年代および1970年代の異性愛と同性愛の研
究を瞬く間に方向づけた。

　1980年頃になると、事態が変化した。避妊の普及により性革
命が生じ、離婚率が高まった。これらを含む大きな社会的変化が、
性科学にも変化をもたらした。しかし、どのような原因であるに
せよ、科学者は、数十年前よりも、女性的セクシュアリティにつ
いて、より積極的で多様であると考えるようになった。以前には
男性的セクシュアリティと女性的セクシュアリティは、性交を望

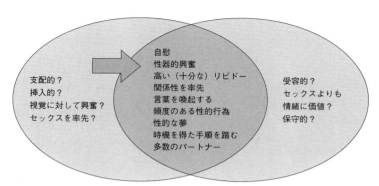

図6-4 1980年頃からの研究における男性的セクシュアリティと女性的セクシュアリティ

むという点においてのみ交差していると考えられていたが、1980年代前半からは、多くの類似性が示されるようになってきた（図6-4参照。Jordan-Young, 2010から転載）。研究者にとって、（男性か女性かというよりは）人間のセクシュアリティが研究テーマの中心になってきた。程度の差はあるものの、科学者は、男女のどちらも複数のパートナーを持ち、エロティックな夢を見て、頻繁に性的行為を行ない、自慰を行なうと考え始めた（Jordan-Young, 2010）。

現在の男性的欲望と女性的欲望についての考えは、同性愛についての私たちの考えに、どのように示されているのだろうか。社会人類学者のレベッカ・ジョーダン-ヤングは、お互いに関連している論点に注目している（表6-1）。それぞれの研究では、異なる定義が用いられている。また、定義が異なっているために、異なる結論がもたらされていることがある。これは古くからあるリンゴとオレンジの問題［リンゴとオレンジのように、異なる性質

表 6-1 同性愛に関する研究テーマ

性的指向は何によって規定されるのか？
- 実際のパートナーの性別
- 自己申告
- 恋に落ちた人の性別
- 同性や異性のパートナーに対する欲望（選好）の程度

指向が向かっている先はどこか？
- 男性 対 女性？
- 同性 対 異性？

欲望の数量化
- カットポイントは何か。すなわち、どの程度の同性への関心が、同性愛として、もしくはそうではないものとして、得点化されるのだろうか？

のものを比べても無意味であること］である。同性愛とその起源に関してすべての研究を比較することは不可能なため、人間の性的指向の起源に関して一貫した証拠を集めることは困難である。実際に、基本的な問題で合意することも難しくしている。すなわち、人間全体という母集団において、異なる形の性的指向がどれほど生じているのかという問題である。

性的指向とは何なのか？

1940年代に、性研究の先駆者であるアルフレッド・キンゼイは、数多くのアメリカ人男性をサンプルとした性行動に関する調査報告書を発表した。1953年には、アメリカ人女性に対する追加研究が同じ規模で実施されている（Kinsey, Pomeroy, & Martin, 1948 ; Kinsey, Pomeroy, Martin, & Gebhard, 1953）。多種多様な性行動が広く行なわれていることを明らかにしたこれら二冊の報告書は、多くの人びとに衝撃を与えた。良い意味でも、悪い意味でも、キンゼイは個人の行動と思考に注目し、それらがゲイかストレート

か両性愛のいずれかであるという従来の分類に一致しないことを明らかにした。キンゼイは、それぞれの個人の中の異性愛と同性愛の割合を測定したいと考え、各人の行為や考え方について尋ねた（キンゼイ尺度については、表6-2を参照）。彼は、その人のアイデンティティまでを測定しようとする

表6-2　キンゼイ尺度

0	完全に異性愛である。
1	主に異性愛であるが、きわめてまれに同性愛である。
2	主に異性愛であるが、ときには同性愛である。
3	異性愛でもあり、同性愛でもある。
4	主に同性愛であるが、ときには異性愛である。
5	主に同性愛であるが、きわめてまれに異性愛である。
6	完全に同性愛である。
X	性愛はない、もしくは非性愛である。

意図はなかったが、現在の研究者たちは、このキンゼイ尺度を用いて、ゲイかストレートかで、個人をラベルづけしようとしている。しかし、キンゼイ尺度を基にして同性愛を定義することの有用性や精度については、学者たちの間で意見がわかれている。

　この尺度は、研究者がどのように個人を評価したのかを示すが、回答者がどのように回答に至ったかについては示していない。実際、表に現れた性のどの部分に関心を持つかは研究者によって異なってくる。実際の行動に焦点を当てる者、ゲイやストレートやバイとしての個人的アイデンティティに焦点を当てる者、性的ファンタジーに焦点を当てる者、さらには、これらのものをすべて合成した評定を用いる者もいる（Jordan-Young, 2010）。以上のいずれを見ても、キンゼイ尺度を用いた研究が、人間の行動や欲望の同一の特徴を測定しているわけではないと言うことができる。ここで、前述のリンゴとオレンジの問題へと戻ることになる。

　キンゼイの研究が初めて公表されたとき、アメリカ人は衝撃を受けた。その後、否定的な反響が起こって、この種の研究に対す

る助成が中止されてしまった。そのため、セクシュアリティに関する大規模な研究がほとんどなされなかった期間が長く続いた。しかし、1990年代に、シカゴ大学の社会学者E・O・ローマンによって、人間の欲望と行動とアイデンティティに関する大規模で現代的な調査を詳しく記した二巻の重要な書籍が刊行された。結果の一部を、図6-5（a）と(b)に示す。セクシュアリティが「一貫している」男女というのはきわめてわずかな割合であったというローマンの調査結果は、とても興味深いものである。すなわち、自分がゲイであると認識し、同性との性的接触を行ない、かつ、同性への欲望を報告した者は、わずかであった。同性に対して欲望を持ち、行為を行なうが、自分をゲイであると認識していなかった者もいた。同性との性的接触を行なっていたが、同性に魅力を感じるとも、アイデンティティを持っているとも報告しない者もいた。図6-5（a）と(b)に示される結果を詳細に検討したところ、「同性愛は多元的な現象であり、文脈と目的に応じて、多種多様な意味と解釈を有すること」(Laumann, Gagnon, Michael, & Michaels, 1994：301) が示された。

セクシュアリティを捉える枠組みを作る

これまで、人間のセクシュアリティがどのように定義され、測定されてきたのかについて見てきた。しかし、男らしさ、女らしさ、異性愛、同性愛の間に、どのような関係性があると考えられてきたのだろうか。一般に研究者は、次の二つの可能な方法のうち、いずれかの考え方をしている（以下の考察を含めて、Jordan-Young, 2010を参照）。

1．おそらく人間は、男性に魅力を感じるか、女性に魅力を感じるかのいずれかである。もしそうであるならば、異性愛の

6章 同性愛について考える

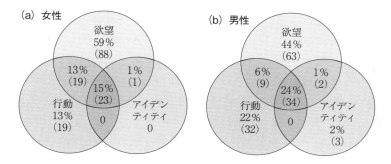

(a) 女性の場合：同性への欲望と、同性のパートナーとの性的行為と、レズビアンもしくは両性愛というアイデンティティとの関係性。
(b) 男性の場合：同性への欲望と、同性のパートナーとの性的行為と、ゲイもしくは両性愛というアイデンティティとの関係性。

図6-5

　女性もゲイ男性も、男性に魅力を感じている。男性に魅力を感じる根元的な起源にたどりつければ、女性の異性愛的な欲望も、男性の同性愛的な欲望も、説明できるようになるかもしれない。この枠組みによれば、第5章で指摘した総排泄腔形成異常を伴うＸＹ遺伝子を持つ人びとは、そのジェンダー・アイデンティティにかかわらず、結局のところ女性に魅力を感じていると言える。
 2．もしくは、同性愛というのは、女性は女性に、男性は男性にというように、同性に魅力を感じるという、まさに言葉通りの意味である。（議論を単純なものにするために、ここでは両性愛については省略した。）

　科学研究では、枠組みは重要な問題となる。多くの生物学者が信じているように、欲望をコントロールする脳の司令塔があるとするならば、胎児期のホルモンのセックスに依拠しながら、（女性を好む）男らしい方向か、（男性を好む）女らしい方向へと、

司令塔が発達していくと考えることは有意義であろう。神経科学者のサイモン・ルベイは、この視点を取り入れて、ゲイ男性、ストレート男性、ストレート女性の脳の特定の領域の大きさを測定した。ある脳の領域において、ゲイ男性とストレート女性の脳が類似していたという結果が示されたと、彼は論じた（LeVay, 1991）。ルベイの研究結果の重要性を確立しようとした試みの結果は、一貫していないけれども、ここで重要なことは、彼の枠組みを理解することである。というのは、多くの科学者たちがこの基本的な視点を用いて、同性愛に関する研究を行なってきたからである（Byne, 1997 ; Byne, Lasco, Kemether, Shinwari, Edgar, Morgello, et al., 2000 ; Byne, Tobet, Mattiace, Lasco, Kemether, Edgar, et al., 2001）。

　ルベイと同様の枠組みを用いた研究は多いが、そのような研究ばかりではない。もし、同性愛とは同性に魅力を感じることであるとの枠組を用い、さらに、ゲイの男女の脳は、ストレートの男女の脳とは、構造が異なっていると考えるのであれば、科学者は、男性用と女性用の二つの異なるモデルを仮定しなければならない。この例で考えれば、女性の発達過程で非常に多くのアンドロゲンにさらされることが、女性の同性愛を導くと仮定される。これに対して、男性の同性愛は、アンドロゲンにさらされないことにより引き起こされると仮定される。研究者自身も、こうした枠組の違いを認識できていないことがある。その結果、一貫した解釈をしたり、要約したりすることが困難で複雑な論文になってしまう。広範な研究が性的欲望の生物学的な原因について探ろうとしているけれども、科学者たちが主張するほどには、私たちはこのトピックについてあまり知らないのである。

測定されていること、それがすべて

　乱暴な言い方をするが、もしあなたが自分自身をストレートの

6章　同性愛について考える　107

男性であると認識しているとしても（あなたがゲイであることを否定しているとしても）、どのくらい男性と戯れあえば、ゲイと見なされるのだろうか。戯れないとしても、男性について空想したり、エロティックな夢を見たりするとどうなるだろうか。こうした疑問は、男女のどちらにも、ゲイやストレートのどちらと認識していても、あてはまる。多くの場合、これらの疑問は、キンゼイ尺度へと立ち戻らせる。研究者は、行動、空想、アイデンティティについてのあらゆる質問を行ない、0〜6点のキンゼイ尺度で測定する。しかし次に、どこにカットポイントを設定するかを決めなくてはならない。キンゼイ尺度で0点をストレートと、6点をゲイとし、それ以外の者は研究から除いてしまうのだろうか。もしくは0点と1点とがひとまとめにされ、尺度の対極にある5点と6点とがひとまとめにされるのだろうか。

　社会医学者であるレベッカ・ジョーダン－ヤングは、研究者が用いている定義が多様であることに大変驚いた。図6-6は彼女が作成したものであり、キンゼイに基づきながら同性愛に関して異なる定義を用いた九つの研究を示したものである。この図は、自然を対象とする研究者が直面する困難さを見事に表しているので、私の大好きな表となっている。ある科学哲学者は、これらを、自然界を連続的とみなしているか段階的と見なしているかの違いであると考えている。このことは、科学者が作りだすカテゴリーが、常にある程度まで恣意的であることを意味している。私たちは2点や5点でカットするだろうか。私たちは中央値でカットするだろうか。科学者が見出した数だけ、自然界にもカテゴリーがあると考えている者もいる。よく引用される比喩を使って別の言い方をすれば、科学で用いられるカテゴリーというのは、自然に存在している節目となるカテゴリーを切りだしたものであると考えられている。（感謝祭のターキーについて考えてみよう。あなたは、

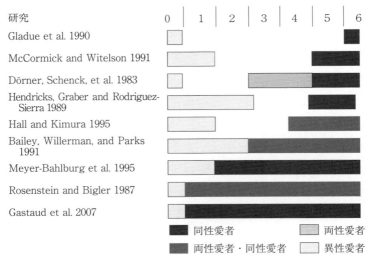

科学者によるキンゼイ得点の利用方法は多様である。メイヤー-バールバーグら（1995）とガタウドら（2007）においては、そのラベルははっきりしたものではなく、同性愛傾向のある対象者も含めている。

図6-6　キンゼイ尺度による対象の分類の仕

二つの異なる骨が軟骨で結合している部分を注意深く見極めてから、その結合部分を切りだすだろうか。それとも、大きくて十分に成長したターキーを、骨の場所は何も考えずに、給仕皿にぴったりと収まる程度の大きさに切り分けるようにするだろうか。）

　先天性副腎皮質過形成症候群（第3章表3-1参照）といった性的発達の変異を研究している研究者のように、研究対象者の出生前のホルモンの状態に注目している人びとは、連続体モデルを採用することが多いと、ジョーダン-ヤングは考えている。対照的に、一般的な母集団や集団の性的指向を研究している人びとは、堅固なカテゴリーを用いる傾向がある。いずれのアプローチも、可能な限り多くの違いを「捉えよう」として設計されている。このことは悪いことではない。科学者は、測定が可能で、できれば

6章　同性愛について考える　109

理論的に意味のあるものを見出す機会が最大になるようにとの観点から、研究を設計している。しかし、これらの科学者が、自分の用いている定義が、世の中に存在しているものの一部分しか反映していない便宜的なものであるということを忘れてしまうと、問題が生ずる。たとえば、ある面では同性愛と思われるけれども、質問に対する回答が「一貫していない」という理由で、研究者が一定の割合の研究対象者を切り捨ててしまうことが時々ある。このような場合、エドワード・ローマンが指摘した多元性を排除してしまうこととなり、同性愛を二元的で、絶対的な状態であると定義することになる。あなたは、同性愛者であるか、同性愛者でないかのどちらかになってしまうのである。

　生物学的な変異が人間の同性愛の原因であるとか、人間の同性愛に強い影響を及ぼしているとする科学者たちは、堅固なカテゴリーを選択する。近年の研究では、私たちが知っている最も明らかなセックス差の一つとして、パートナーの選択を位置づけている。このことは、セックス差を見る一つの方法である。すなわち、ほとんどの男性がパートナーとして女性を好み、ほとんどの女性が男性を好むという点である（Bocklandt & Vilain, 2007 ; Ngun, Ghahramani, Sanchez, Bocklandt, & Vilain, 2010）。パートナー選択の遺伝的、ホルモン的、神経学的な潜在的基盤を探そうとする研究者は、ローマンなどの研究（図6-5）の結果とはまったく異なり、少なくとも男性において性的指向が二つのタイプを示すことを見出してきた（Hamer, Hu, Magnuson, Hu, & Pattatucci, 1993）。遺伝学者によるアプローチと、ローマンのような社会学者たちによるアプローチとの大きな違いは、どのように自分たちのサンプルを抽出したのかである。ディーン・ハマーとその同僚は、AIDSクリニックにおいて研究対象者を募集しており、特定の母集団を対象としている。ゲイの権利パレードやゲイ・バーにおいて、研究対

象者を探した研究者もいる。ローマンと彼の同僚は、より網羅的なアプローチを用いて、研究対象者を探している。彼らは、市や近隣の母集団全体から、サンプルを無作為に抽出している。

　これはジレンマである。遺伝学者が、ある種の特性を伴う遺伝子を特定しようとするならば、その特性が最も強力なパターンを探さなくてはならない。また、母集団全体を調査するのに必要な費用や時間や技術的な専門知識は、膨大なものになる。さらに、遺伝研究に資金を提供してくれる者がいたとしても、提供者は、大規模なサンプルが獲得されるまで、3年も4年も待とうとしない。彼らは、遺伝子が分離され、相関が見られるか否かという結果を望むのである。しかし、極端な事例を強調するために、便宜的なサンプルで対応しようとすると、（少なくとも男性において）はっきりしない中間層を見失ってしまうことになる。

　しばらくの間、男性の性的傾向には二つのタイプがあると仮定している生物学者について考えてみよう。彼らが抽出したサンプルから、遺伝子、ホルモン、脳、性的傾向について、どのようなことが明らかにされたのだろうか。出生前のホルモンと性的指向の問題について、専門家は両面作戦をとっている。ある最近の論文の中で、その著者は「性的指向と出生前のアンドロゲンの変異とが関連していることを示す確たる証拠はないこと」を見出した（Bocklandt & Vilain, 2007 : 256）。一方、別の専門家は、「男性に特徴的な性的指向を促進するアンドロゲンの出生前の役割」を支持しながら、出生前の環境におけるホルモンは性的指向を「決定する唯一の要因ではない」と直後に付け加えている（Hines, 2009 : 1886）。「男性に特徴的な性的指向」は性的指向について、男性に魅力を感じるか／女性に魅力を感じるかというモデルを暗に採用していることに注意すべきである。

　同性愛の男性と異性愛の男性との間に脳の構造的な違いがあり

6章　同性愛について考える　111

えるのかについていえば、違いがあることを明確に支持する証拠はない。もしその証拠があるとしても、私たちは因果関係についての情報は持っていない。というのは、私たちが成人の脳を研究する際、経験によって脳が発達するのか、脳の解剖学的構造が特定の行動パターンへと導くのかについて、判断ができないからである。これは、鶏が先か、卵が先かの問題になってしまう。

サンプルが作りだす違い！

しかし、ホルモンや脳では説明できないのであれば、遺伝子についてはどうだろうか。遺伝子が特定の行動に影響を与えるか否かを明らかにする一つの方法は、二人とも自分はゲイであるとの一致したアイデンティティを持っている双生児と、一方が自分はゲイであるとのアイデンティティを持ち、他方は持っていないというように、アイデンティティが不一致である双生児を研究することである。研究者は、遺伝子を100％共有している一卵性双生児を探しだして、一般の兄弟のペアと同じように遺伝子を半分共有している、いわゆる二卵性双生児と比較する。一卵性双生児において、どちらも同性愛者である頻度が二卵性双生児の場合よりも多いのであれば、研究者は同性愛の発達に遺伝的な影響が見られると、たいていは結論づける。これにはもちろん、次のような仮定がある。すなわち、家族や他の社会的ネットワークの中で二卵性双生児のそれぞれが異なる扱いを受けているように、一卵性双生児のそれぞれも家族や他の社会的ネットワークの中で異なる扱いを受けており、同じ扱いを受けていることが特定の行動を導くように影響することはないという仮定である。どのような「扱い」が性的傾向に影響を及ぼすかがわからないので、これは検証することが難しい仮定である。それでも、優れた双生児研究は、測定の仕方がわかっており、見出すことができる要因を検証しよ

112

うと、誠実な努力を続けている。

　1990年代に、同性愛の強力な遺伝的要素を示しているように見える双生児研究が多く実施された。たとえば、1991年に発表された研究で、研究者は「男性の性的指向は、根本的に遺伝的なものである」と結論した。彼らは「非一卵性双生児の22％、遺伝的に関連のない養子縁組された男の兄弟の11％が、どちらもゲイであったのに対して、一卵性双生児の男の兄弟の52％がどちらもゲイであった」ことを明らかにした（Bailey & Pillard, 1991a, 1991b）。この研究に対して、サンプル規模が小さいこと、それに関連して、研究対象者がゲイ向けの雑誌や新聞の広告に応募してきた人びとであるという事実から、重要な批判がなされた。研究対象者を見つけだす方法の歪みは、その結果に深刻な影響を与えるだろうか。この疑問は、研究を行なってきた科学者たちを非常に悩ませてきた。より偏りなく選ばれた研究サンプルに対して同じ質問で調査をしたとき、その結果はまったく異なっていたからである。

　最近、心理学者のＪ・マイケル・ベイリーとその同僚は、様々なセクシュアリティを持っていると思われる25,000組の双生児が記録されているオーストラリアの登録簿から、研究参加者を得た。研究者はこの中から、一卵性双生児の兄弟と姉妹、二卵性双生児の兄弟と姉妹、性別の異なる二卵性双生児の兄妹と姉弟を抽出することができた。（双生児の何組かは、理由不明のまま、参加しなかったといったように）自主的な選択がなされたけれども、従来の研究よりも無作為な方法で獲得された十分な数のサンプルを基にして、次のような結論を得た（Bailey, Dunne, & Martin, 2000）。

　ベイリーと同僚による以前の研究で、一卵性双生児の一方がゲイである場合には、もう一方もゲイである確率は47〜48％であることが明らかにされている。しかし、より大きなサンプルで、

6章　同性愛について考える　113

バイアスがないようにした新しい研究報告は、双生児で一致している のは、男性のペアで20％、女性のペアで24％だけであることを見出している。この結果は、「以前の研究における一致率の高さは、バイアスのために吊り上げられていたことによる」ことを示唆していると、彼らは記している（ibid.: 533）。[性愛に関する調査であることが明らかにわかるとき、双生児のもう一方も同性愛である場合に、調査への参加を決定する者が多くなるというバイアスが考えられる。]ベイリーは、幼少期のジェンダーへの不一致（人形を好んだ男の子たちや、ラグビーに情熱を傾けた女の子たち）と同性愛との間の強い関係性を確認したため、遺伝要因と家族が置かれている環境要因の証拠も探せるように、ジェンダーへの不一致、ジェンダー・アイデンティティ、同性愛における潜在的な結びつきを調査した。ここでの遺伝要因と家族が置かれている環境要因は、いずれも家族の特性と考えられるものである。重要なことは、この「家族」という用語は、家族の遺伝子と家族の環境とを区別するものではないという点である。研究の結果、そのサンプルにおける同性愛者は、家族の影響を強く受けることが明らかになった。しかし、「相加的遺伝要因と共有された環境要因のそれぞれが相対的にどれほど重要であるかを解明することは困難であった」（ibid.: 531）。つまり、同性愛の発達に対して遺伝子が有意に重要であるという証拠は見出されなかった。対照的に、幼少期のジェンダーへの不一致に対して、遺伝子が部分的に影響する証拠を見出している。こうした遺伝的な影響が絶対的なものではなく、女性よりも男性において強いように見えるという事実は、欲望の発達的なダイナミックスを調査することによって説明されなくてはならない事柄が多く残されていることを示唆する。

DNA についてはどうだろうか？

　いくつかの分子生物学の研究者たちは、自身をゲイと認識している男女のDNAに共通する部分があるのか否かを探し求めてきた。その結果は、確証できない報告やサンプルが小さすぎるために多くを解明できていない研究、バイアスの問題の可能性など、様々な問題が見られた。しかし、これらの研究のどれを見ても、同性愛と結びついているDNAの配列や配列群を見出すことはできない。というのは、アプローチそのものに問題が内在しているからである。

1．関連する遺伝子があるとすれば、その数は相当数に及ぶと考えられるけれども、個々の遺伝子はわずかな影響力しか持っていないことが、すでに明らかにされいる。このため、それらを解明するためには、大規模な母集団サンプルを必要とする。しかし、すでに見てきたように、そのような調査を実施することは難しい。

2．性的傾向の発達において、環境要因が重要な役割を果たしていることが、すでにわかっている。もし遺伝子と環境とが相互作用するのであれば、遺伝子の影響は、ある環境では大きなものとなるが、他の環境では小さいか、まったくないかもしれない。そのため、遺伝子を探しだすためには、異なる環境における人びとを比較することが最善策となる。しかし、私たちは実際に関連する環境が何であるのかがわかっていないので、これを行なうことは難しい。

3．行動の遺伝子を研究することは、常に困難なものとなる。というのは、遺伝子の組み合わせが、測定できる行動を出現させるとは限らないからである（Mustanski, Chivers, & Bailey, 2002）。

6章　同性愛について考える　115

　ここに、別の方法がある。

欲望の研究の枠組みを作る
　これまで、人間のセクシュアリティの研究がいかに困難である
かだけを強く訴えてきた。それは非常に困難なことである。しか
し、科学者たちが、測定方法や問題の枠組み、それぞれの理論的
立場について率直に話し合うことができれば、お互いの視点は異
なるものの、お互いの知識を実りあるものにでき、さらに言えば、
結果を合理的に見比べ、理論や枠組みを繊細さと敬意を持って定
期的に再考できるような、並行する研究プログラムを発展させる
ことがおそらく可能である。
　ここで、人間のセクシュアリティに関する研究の枠組みとして
私が用いている前提について述べておこう。

1．性的欲望は、各人に快楽や魅力を感じさせるような神経生
　　理学的要素を持っている。換言すれば、情緒には生理的な基
　　盤があると考える。
2．生理的な基盤は、特定の経験を導くだけではなく、特定の
　　経験に反応することによって、発達的に変化していく。換言
　　すれば、セクシュアリティはダイナミックなものであり、さ
　　らに、「身体の内にある」。
3．成人のセクシュアリティと欲望の発達を研究するためには、
　　幼少期から、児童期、青年期、若年成人期を通して、中年期、
　　老年期までの間の、快楽の生理学および具体的な表現のし方
　　を理解するところから始めなければならない。というのは、
　　生理−情緒的レベルで具体的に表出されたセクシュアリティ
　　や欲望には、ライフサイクルがあるからである。そのサイク

ルのどの段階での表出も、部分的には以前になされたことに条件づけられている。私たちが10代より以前に、また10代、20代に、どのように身体を訓練したのかは、30代や40代にわれわれの身体がどのように反応するかに影響する。

4．最後に、私は欲望が複雑なもので、文脈的な性質を持っていると考えている。ただし、これに対し、実際に多くの議論がなされているのも事実である。多くの学者たち（私は彼らを根元主義者と呼ぶことにしよう）は、性的傾向や性的指向を固定化されたもの、つまり独特で永続的な形で表現されるものとして扱っている。ある個人が、一時的な理由で、それまで表現された形から逸脱することはありうる。しかし、その逸脱が、表現された形の根元を改変することはないと考えられている。たとえば、長期間にわたって海上に暮らしている船乗りたちは、女性がいないというだけの理由で、男性の船乗り同士で性的な経験を持つかもしれない。しかし、いったん上陸許可がでれば、根元的に異性愛主義の船乗りたちは、交じわる女性を探しにでかけ、同性愛の者は他の男性を探しにいくと考えられている。

多くの研究者、特にセクシュアリティの生物学的側面に関心がある者たちは、この根元主義の枠組みを完全に受け入れており、そのため、堅固なカテゴリーだけを研究することに、何ら問題を感じないのである。対照的に、ローマンのような社会学者、心理学者、人類学者は、一貫性を示さないグループや中間型のグループを除外してしまうことは、豊かな人間像ではなく貧しい人間像をもたらしてしまうと考えている。心理学者のリサ・ダイアモンドは、『性的流動性』Sexual Fluidityという本の中で、非常に役立つ方法で、これらの視点を総括している（Diamond, 2008）。（私

は後者を、文脈主義者、あるいは発達主義者と呼ぶことにする。)
歴史的事例によって、これらの問題を検討してみよう。

アレキサンダー・ベルクマン（1870〜1936）は、ロシア（現在のリトアニア）で生まれたアナーキストであり、米国に移住した。そこで、彼の著名な恋人でもあり、政治的同志でもあるエマ・ゴールドマン（1869〜1940）とともに、「遂行のプロパガンダ」（propaganda of the deed）と彼らが呼ぶものを含むいくつかの政治活動に取り組んだ。その一つは、アメリカ人の実業家で鉄鋼王でもあるヘンリー・クレイ・フリック（1849〜1919）暗殺の企てであった。これにより、ベルクマンは刑務所に入れられた。そこで彼は22年間の刑期のうち14年間を過ごした。この経験は『あるアナーキストの監獄の記憶』*Prison Memoirs of an Anarchist*という書物になったが、そこには、監獄での（その当時としては）驚くほどにあからさまな愛、情緒、性的行為についての一節が含まれていた（Berkman, 1912）。これを検討してみよう。

一方で、ベルクマンの異性愛への情熱は強かった。彼はエマや他の恋人を強く求め、若さあふれる愛情と情熱を感動的に記している。他方で、彼が監獄の中で、少なくとも二回ほど男性との恋に落ちたことは疑いようがない。これは、とてつもない孤独という文脈において生じた（彼は、長期間にわたって、独房にいた）。しかし、その情熱は現実のものである。ジョニーと呼ばれる別の囚人とのやりとりを記した次の一節をみてみよう。

> 私たちは……率直で打ち解けた態度で会話した。快感の高まりとともに、彼の声に優しさを感じるようになり……石の床にうずくまっている私の中に、愛情の泉が湧き上がってくる……。目を閉じて、繊細で優美な顔と繊細な女の子らしい唇を持つ男の子を思い描く……。（のちの会話でベルクマンは、

次のやりとりを報告している。）ジョニーは、「もしあなたが私のそばにいるのなら、キスをしたい」と言う。説明できない喜びの感覚が私の心で高まり……、私もちょうどあなたと同じように感じている（と、私は返信した）（と、ベルクマンは書いている）（ibid.: 322-323）。

　根元主義者にとって、この一節を理解するのは容易なことだ。監獄のような極限の状況では、異性愛の男性も同性と恋に落ちることができると考えればよい。しかし、男女が混在している場所に戻った時に彼らは異性愛に「復帰する」（ベルクマンがそうだったように）ので、根元主義者たちは、ベルクマンのような男性において表現された形の根元には、異性愛が残存していると言うのである。しかし、文脈主義者たちは、根元が持続していると考えるのではなく、どのような個人にも性的欲望と表出に多様な可能性があることを強調する。文脈主義者にとって、最も興味を持つことは、どういった条件のもとで一連の感情や欲望が安定していくのかという発達的なダイナミックスである。これらの文脈主義者たちが等しく興味を持つことは、ある形態の性的欲望の安定性を損ない、新しい次の形態の性的欲望を出現させ、安定化させる条件である。

　おそらく文脈主義者が伝えたいことは、その本の後半でベルクマンが語った、ジョージと呼ばれる囚人仲間との会話についてである。この率直な会話の中で、彼らは自慰から少年愛までのあらゆることについて話し合っている。しかし、最終的に見えてきたことは、ジョージに少しずつ生じた変化である。ジョージは、同性愛に対して強い偏見を持つ異性愛の既婚者であったが、監獄において、他の囚人と深い恋におち、異性愛へと「戻る」ことはなかった。「それは本当に少しずつ生じた」と、彼は自分が恋に落

ちたときのことを記している。

　　２年の間、性的欲望をいっさい示すことなく彼を愛した。し
　　かし、徐々に、精神状態は、異性の間の愛情表現と同じもの
　　をすべて現すようになった。おそらく、あなたは笑うかもし
　　れないが、それは本当に真実の愛だった（ibid.: 438 - 439）。

　もしこの一節が、男性ではなく女性によって記されていたので
あれば、現代のほとんどの性科学者たちが驚くことはなかったで
あろう。男性と女性とでは、性的指向や欲望がライフサイクルの
中でどのように現れてくるかに劇的な違いがあるという考え方が
なされつつある。先に引用したセックスとジェンダーの学会で、
ある話し手に、「男性は直接的であり、女性は複雑である」と発
言させた背景である。さらにいえば、男性はゲイかストレートで
あり、まさにそのように人生が始まり、死ぬまでそうあり続ける
と頑なに考えている根元主義者でさえ、自分たちの理論が女性に
はうまく当てはまらないことを認めるだろう。性や愛情のパート
ナーとして同性を、永遠に、そしてたいていは変化することなく
好んでいることを性的指向とするならば、根元主義者の中には、
男性と比較して、女性は性的指向を「持っていない」と主張する
者もいる。
　心理学者であるリサ・ダイアモンドは、こうした視点に対して
重要な証拠を提供している。最近になって彼女は、同性への性的
指向を持つと早くから認識していた女性の性的傾向について、調
査を始めた最初の10年間について報告している。ダイアモンド
は、平均20歳の若い女性約100名を選び、２年ごとにインタビュ
ーをした。調査対象者たちは、毎回キンゼイ尺度に位置づけられ、
以前のインタビューのときと比較して、セクシュアリティがどの

ように変化してきたのか（または、変化しなかったのか）、自分のアイデンティティをどのように捉えているのか質問された。現在も継続中の研究であるため、「こうした調査対象の女性たち」が10代や20代から中年期、さらにその後へと移行するにつれて、より多くのことが明らかにされると期待できる。彼女の初期の調査結果は、私たちの期待をかきたてるものである（Diamond, 2008）。

研究開始時、調査対象者の43％がレズビアン、30％が両性愛であると自分を捉えており、27％が自分自身を「非異性愛」と捉えながらも、具体的な名前をつけなかった。最初のインタビューからわずか2年後に、約3分の1の女性が、自分のセクシュアル・アイデンティティを変化させていることが明らかになり、ダイアモンドは驚いた。そして、変化のタイプは、現在の理論と整合していなかった。名前をつけていなかった状態から、レズビアンや両性愛へと変化していた者もいた。また、レズビアンや両性愛から、名前をつけていない状態へと切り替えた者もいた。さらに、レズビアンから異性愛へと切り替えた者もいた。ダイアモンドは、これらの女性たちがすべて若いからと、理由づけた。つまり、彼女たちのセクシュアル・アイデンティティの発達は、いまだに流動的なのではなかろうか。したがって、次の2年後のインタビューまでの間に、彼女たちは確実に安定するだろうと考えた。しかし、そうではなかった！

10年間が経過した後も、女性たちは「典型的には、魅力を感じたり関係を持つ相手の範囲を限定するよりは、広げるような方法で」、名前を切り替え続けていた（ibid. : 67）。驚くことに、10年以内に3分の2の女性が少なくとも一回は、セクシュアル・アイデンティティの名前を変化させた（Diamond, 2007）。こうした調査結果から、ダイアモンドは女性のセクシュアリティについて四つの重要な側面を明らかにした。第一に、女性は一般的な性的

指向を確実に持っていると、彼女は結論している。その多くは通常、男性に向けられているが、両方の性にもまた向けられており、あまり頻度は多くないが、主に他の女性だけに向けられることもある。第二に、ダイアモンドは、一般的な性的指向に加えて、女性はエロティックな感情を引き起こすような状況や関係性に敏感であると示唆する。彼女はこれを「性的流動性」と呼び、同性との肯定的な関係性を示したり、強力で情緒的な関係性を示したりする事例を提供している。第三に、流動性は、短期的な性的魅力を引き起こす場合もあれば、長期的な性的魅力を引き起こすこともある。第四に、女性が異なる性的指向を持つからといって、すべての女性たちが同じように流動的なわけではない。このことは、同じような「引き金となる経験」が、ある女性の変化を引き起こすが、別の女性の変化は引き起こさないことを意味する。

　ダイアモンドが描きだした女性のセクシュアリティは、私たちが知っている男性のセクシュアリティと、どのように異なるのだろうか。そして、それはなぜだろうか。まず考えられる違いは、種類ではなく、程度の問題かもしれない。アレキサンダー・ベルクマンの性的流動性は、極端な剝奪された環境のもとで現れてきたが、彼の監獄での回顧録に見られる出来事を流動性として捉えることもできるのではないだろうか。おそらく、男性もまた、性的流動性という特性を持っているだろうが、女性ほどには簡単に生じない。もしそうであるならば、なぜなのだろうか。ここでわれわれは、不十分な理論が引き起こす失望を再び感じてしまうことになる。人間の性的欲望の発達が生物学的過程であるのか、心理学的、社会学的、文化的過程であるのかを、単純に理解することはできない。発達的な道筋が男女で異なるように見えることは、驚くことではない。二つのセックスは、生理学的発達や生殖の発達に関して、異なっているのである。しかし、心理学的、社会学

的、文化的発達もまた、同じように二つのセックスで異なっている。そのため、一方を他方から分離することは、非常に困難である。

　実際、人間のセクシュアリティを将来どのように理解するかは、ライフサイクルを通しての性的欲望、性的指向、流動性の発達を追跡することを可能にするようなダイナミックで、多元的なアプローチを設計する能力にかかっている。ダイアモンドはすでに、最初の10年間に見られた調査結果を、新しい理論的文脈に位置づけ始めている。たとえば、女性の性的表出について、直線的で、連続的な変化ではなく、非直線的で、断続的なものとして記述している。女性にとって、新しい形態の性的表出は、新しい文脈の中で自己を体系化するもので、突然現れたように見えるが、それぞれの新しい状態は、比較的長期間にわたって、安定していくように見えると、彼女は記している。変化の時間の長さ、安定した状態の強さ、変化を引き起こすような文脈の状態は異なるかもしれないが、これらはダイナミックなシステムの特徴であり、男性にも十分にあてはまるだろう。

●参考文献

Ansermet, F., Magistretti, P., & Fairfield, S. (2007). *Biology of Freedom : Neural Plasticity, Experience and the Unconscious*. New York : Other Press.

Bailey, J. M., & Zucker, K. (1995). Childhood sex-typed behavior and sexual orientation : A conceptual analysis and quantitative review. *Developmental Psychology*, 31 (1), 43–55.

D'Emilio, J., & Freedman, E. B. (1988). *Intimate Matters : A History of Sexuality in America*. New York : Harper and Row.

Ellis, H. (1913). *Studies in the Psychology of Sex*. Philadelphia, PA : F. A. Davis. (ハヴロック・エリス／佐藤晴夫訳『性の心理 第四巻　性対象倒錯』未知谷, 1995年)

6章　同性愛について考える　123

Harris, A.（2005）. *Gender as Soft Assembly*. Hillsdale, NJ : The Analytic Press.

Katz, J. N.（1995）. *The Invention of Heterosexuality*. New York : Dutton.

Krafft-Ebing, R. V.（1892）. *Psychopathia Sexualis, with Especial Reference to Contrary Sexual Instinct : A Medico-Legal Study*. Philadelphia, PA : F.A. Davis.

Nye, R. A.（Ed.）（1998）. *Sexuality*. Oxford : Oxford University Press.

Stein, E.（1999）. *The Mismeasure of Desire : The Science, Theory and Ethics of Sexual Orientation*. Oxford : Oxford University Press.

7・章 集団について考える、個人について考える

文脈における違い

　男の子と女の子には数多くの共通点があるが、同時に違いもある。発達の旅の開始当初、男女の性腺や内外性器は同じであるが、両者の染色体は異なっている。セックスの発達における各部分を組織化するホルモンのレベルも、また異なる。発達が進むにつれ、これら各部分が分化していく。色々な食べ物が豊富にあり、そして母体の栄養が十分に行き届いている社会では、誕生時の男の子と女の子の間には色々な部面で平均値に差があることがわかっている。この差をどう理解すべきだろうか？　彼／彼女がこの世に現れたその時に、それぞれの個人の将来を必然的に予測するのがジェンダーなのだろうか？　あるレベルでは、これらの質問は単純に見えるかもしれない。答えはイエスだと。これはジェンダーの問題だと〔この点をさらに知るためにフェミニスト地理学（Seager, 2003）を調べてほしい〕。しかしながら、別のレベルの答えはそれほど明確ではない。われわれはこの主張について以下に検討していく。

　それでは、脳や頭の大きさの話から始めよう。頭囲は一般に、脳の大きさを測るための有効な場所だと見なされてきた。発達中の胎児や新生児の頭の大きさに関する研究をまとめると、いくつか注目すべき結果が示されている（表7-1）。これを見ると、ま

7章　集団について考える、個人について考える　125

表7-1　大横径と頭囲（男の子と女の子の差）

研究	サンプル	人数	測定	女の子の平均	男の子の平均	コーエンのd
Bromley, et al.(1993)	健康な胎児18 g.w.	1247	大横径	42.1mm	42.8mm	0.30
	健康な胎児19 g.w.	2089		44.8mm	45.7mm	0.37
	健康な胎児20 g.w.	1635		47.8mm	48.7mm	0.37
	健康な胎児21 g.w.	694		50.6mm	51.3mm	0.27
Crawford, et al.(1987)	ロンドンの健康な新生児	99	頭囲	33.8cm	34.6cm	0.39

註：g.w. は妊娠週を示している。

ず、これまでの多くの研究では比較的裕福で産業が進んでいる国で産まれた赤ちゃんが対象となっている。この点の重要性については、この後でふれていく。第二に、差異の大きさが、「コーエンのd」と呼ばれる特定の統計指標を用いて測定されている。［集団間の平均値の差を検定する際、従来は「母集団でも同様の差がみられる」確率の高低を検討する「p値」と呼ばれる値を用いることが多かった。p値には、サンプル数が大きくなると、集団間に実質的な差がなくても、統計的に有意であるという結果が得やすい問題があると指摘されている。］科学者たちが計算するコーエンのdとは、二つの母集団の平均値の差を、標準偏差と呼ばれる統計指標で割って算出された値のことである。標準偏差とは、それぞれの集団のばらつきを測る数値である。たとえば、表7-1の研究例の一つは、女の子の頭囲平均は33.8cm、男の子では34.6cmであった（Crawford, Doyle, & Meadows, 1987）。ここでのコーエンのdは0.39という値になり、これは、脳の大きさにおいて男女の群は73％重なっていることを意味している（図7-1）。

　妊娠21週時点での脳の直径に関する別の研究では、男女にわ

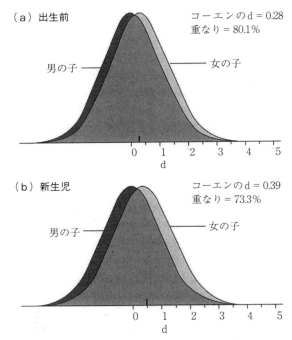

図7-1 脳の大きさ（男の子と女の子の差と重なり）

ずかな差があることが確認されている。この場合のコーエンのdは0.27で、男女の平均値のばらつきはおよそ80％が重なっている (Bromley, Frigoletto, Harlow, Evans, & Benacerraf, 1993)。多くの心理学者は、この場合の男女差は小さなものだと考えている（第4章図4-3にあるチワワとセントバーナードの間の大きさの差と比較してみてほしい）。もっと年長の子どもや大人を対象とした研究でも脳の大きさにセックス差が見られるが、誕生時の赤ん坊を対象にした研究と4歳児を対象にした研究とでは、大きさの差に関する情報は異なっている (Giedd, Castellanos, Rajapakse, Vaituzis, & Rapoport, 1997)。誕生後の4年間は、脳の大きさと複雑さが大きく変化するので、この成長期間の研究抜きには、これから起こ

る脳の大きさの違いの意味を理解することはできない。この時期には多くのことが進行中なのかもしれない。この期間の大きさの違いが、さらに大きくなることもあるし、消失してしまうかもしれない。新たな違いが現れるかもしれない。これらのことは、神経への刺激の種類や量の違いによるのかもしれないし、あるいは、妊娠中に異なった遺伝子の活動を生じさせる母体の栄養の違いによるのかもしれない。さらに、その違いがとても小さいという事実は、多くの男の子と女の子の脳の大きさにまったく差がないことを意味している（図7-1）。言い方を変えれば、われわれが男の子と呼んでいる集団と女の子と呼んでいる集団との間で平均値や中央値に違いがあっても（これが集団差の平均にあたる）、ある子どもたちが男の子だから・女の子だからというだけで、個人の脳の大きさを推測することはできない。

　なぜこのことが今後の人生で問題になるのかについて考える前に、第二の例に目を向けて、もっと重要な概念である反応基準を取り上げて整理してみよう。誕生時（母体の栄養摂取がよい国では）、男の子の体重は女の子より約半ポンド［約225グラム］重い（効果サイズは0.15～0.40で、この値は誕生時の体重において男の子集団と女の子集団では73～89％が重なっていることを示している）（Australian Institute of Health and Welfare, 2000 ; Crawford et al., 1987 ; Davis, Cutter, Goldenberg, Hoffman, Cliver, & Brumfield, 1993 ; CDC growth charts, 2000）。しかしながら、2～3歳までに体重差はなくなる。

　それでは、この話を少し複雑にしてみよう。たとえば、母親の栄養の良し悪し、あるいは病気になりそうな時とでは、そうした母親から生まれた子どもの出生時体重は、どのように変わるのだろうか。WHO（世界保健機関）によって公表されている大規模な研究によれば、先進国における出生時体重の男女差は、0.3ポ

ンド［約136グラム］であった。しかし、開発途上国においてはセックス差はたった0.2ポンド［約91グラム］であった（Kramer, 1987）。先進国と開発途上国との間のこの差は私たちに何を示しているのだろう。まず出生時体重は、栄養や健康状態がよくなるにつれ増加すること、そして全体的な出生時体重は途上国において過去数十年の間に大きく増加してきていることがわかっている。しかし、出生時体重によって、男の子と女の子は等しく影響を受けるのだろうか？　栄養の良し悪し、ある種の病気、母親の喫煙、あるいは出生時体重に影響を与える他の既知の要因に、XXとXYの胎芽は同じ様に反応するのだろうか？　このような情報を見出すことは難しいことがわかっている。

　遺伝学者の言葉を使っていえば、私が本当に求めているのは以下のことである。XXとXYの胎芽は、多くの環境状況に対して同じ反応基準を持っているのだろうか。反応基準？　それは一体、何だろうか？　出生時体重の大規模な人口学研究では、まだ注目されていないように見える概念である。例として、昆虫の目、あるいはさらに限定してキラキラした眼を持つミバエについて考えてみよう。ビーズのように光るその小さな目にある小球は、一つひとつが個眼と呼ばれる個々の受光器官であり、個眼の数によって目の全体的なサイズが決まる。さらに、この眼の数はハエが発生する温度や各ハエを形成する遺伝子を含む多くの事柄に基づいている。図7-2を見るとよくわかる。図7-2は、異なる成長温度のもとで、ハエの眼の発達への反応基準を示したものである。特に興味深いのは、温度に真逆の反応をする二つの突然変異体である。低温では変異体は同一のように見えるが、高温では大きく異なる。反応基準は、そこで問題となるどのような環境的特性に対しても測定できる。植物のラナンキュラス属の場合は、水中で育つか、水と空気の接触面で育つか、あるいは完全に空気の中で育

(a)

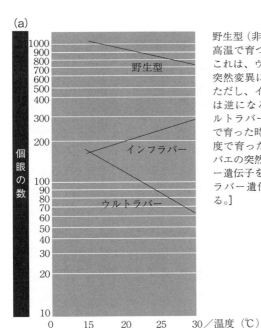

野生型（非突然変異型）のハエは、高温で育つと個眼の数が少ない。これは、ウルトラバーと呼ばれる突然変異においても同様である。ただし、インフラバーの突然変異は逆になる。インフラバーとウルトラバーのハエは、摂氏15度で育った時には同一であるが、30度で育った場合には異なる。［ミバエの突然変異には、ウルトラバー遺伝子を持つタイプと、インフラバー遺伝子を持つタイプがある。］

(b) ラナンキュラス属の水生植物の葉は、育つ環境によって驚くほど異なっているように見える。

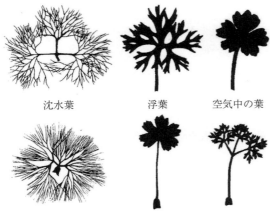

沈水葉　　　浮葉　　　空気中の葉

上段はウォーターバターカップ、下段はイエローウォーターバターカップ。それぞれどのような条件で育つかによって、葉の形が異なっている（Cook, 1968より）。

図 7-2

つかによって葉の形が異なる。一つの重要なポイントは、反応基準自体を直接的に認識する方法がないということだ。想像したり当たり前だと考えたりするのではなく、実際に測定されなければならない。

次に考えてみたいのは、カナダの疫学者からの以下のような報告である。1981年から2003年の間にカナダの女の子の平均出生時体重は、男の子よりも速い速度で増加していた。これは、出生時体重のセックス差が小さくなってきていることを意味している。このことは、開発途上国と先進国との比較において豊かな国ほど男の子は相対的に大きくなっているという結果と、対照的である。その理由は何かは、興味深い問いである（van Vliet, Liu, & Kramer, 2009）。報告書の著者は、セックス差の低減は異常性を示していて、これはアンドロゲンの機能を損なう物質による汚染が原因であろう、との仮説を述べている。証拠は十分ではないが、たぶん正しいだろう。将来、ジェンダーは、こういった内分泌撹乱物質（環境ホルモン）の汚染の影響を受けやすくなると考えられる。しかしながら、同時に存在している脅威度の低い別の可能性についても、注意深くテストされるべきだろう。

胎児の成長や出生時体重を上昇させる要因である栄養状態の改善、母体が喫煙する程度が低いこと、あるいは他の要因において、XX胎児とXY胎児の反応基準が異なると考えてみよう。総じて、カナダは健康になるように歩みを進めてきた国である。妊娠時の健康状態が非常によいとき、たぶん、XX胎児とXY胎児には正確にはそれほど違いは見られない。そうなると、われわれが目のあたりにしていることは、明確に確立されていた生物学的なセックス差の消失である可能性がある。つまりその原因は、抗アンドロゲン汚染というとても悪い現象にあるのかもしれないし、文化が母体の健康と栄養を大きく改善し、行きついた結果なのかもし

れない。私は、後者の説明の証拠を確認しようと、出生時体重に関する文献を探した。しかし既に引用した1987年のWHOの研究を除くと、他に文献を見つけることはできなかった。加えて、反応基準の概念は、出生時体重のセックス差を研究している科学者の中では使われていないようなので、この点も含めて、ジェンダーの将来について書かれることが待たれる。

大人の場合はどうなのか？

出生時の体重には違いがあるとしよう。ただし、その差は小さくて、具体的な個人について多くを知らせるものではない。また、胎児の成長と発達に対する環境条件が変化すると、その差の表出も変わっていく。その差は本当に重要なことなのだろうか？　その先に進み次のように質問することで、この問いについて考えることができる。(1) 私たちは成人のセックス差について何を知っているのか？ (2) もし何か差があるとして、それはどこから発生した差なのだろうか？

何か差はあるのだろうか？　もちろん差はある。「男は火星人・女は金星人」。メディアは常にこのような類のことを述べている。やれやれ、「少し待って」と、心理学者のジャネット・ハイドはいう。2005年、ハイドはジェンダー類似仮説を発表した。彼女は、青年と成人のセックス差に関する、見つけられる限りすべての研究を精査することから始めた。セックス差の大きさの程度を正しく評価するために、彼女はこれらの多くの報告から得られたデータを集めて分析した（表7-2）。全体的に見ると、公表されたそれぞれの差は小さいものであった（コーエンのdを指標として）。例外は、投球速度、身体的攻撃性、そして気軽な性行為に対する態度であった。他の差は小さく、その差は減少しつづけているようだった（Hyde, 2005, 2007 ; Hyde, Lindberg, Linn, Ellis, &

表 7-2　心理学的特性に関する 46 のメタ分析研究のレビュー結果（抜粋）

変　　　数	報告の数	効果サイズ（d）
〈認知的変数〉		
数学の問題解決	48	＋ 0.08
数学	6 *	＋ 0.16
読解力	5 *	－ 0.09
心的回転	78	＋ 0.56
〈コミュニケーション〉		
自己開示	205	－ 0.18
微笑み	418	－ 0.40
〈社会・パーソナリティ変数〉		
身体的攻撃性	111	＋ 0.33 から ＋ 0.84
言語的攻撃性	68	＋ 0.09 から ＋ 0.55
援助行動	99	＋ 0.13
リーダーシップの有効性	76	－ 0.02
自尊心	216	＋ 0.21
抑うつ症状	49	－ 0.16
気軽な性行為に対する態度	10	＋ 0.81
〈その他〉		
投球速度	12	＋ 2.18
道徳の推論：正義に対する志向	95	＋ 0.19

註：＊のデータは、広範な全国サンプルから得られたもの。
（出典：Hyde, 2005. より）

Williams, 2008）。

　可能な研究については、ハイドは得られた結果を年齢ごとに細かく分析した。たとえば、複雑な数学問題を解く能力に関する研究からは、5 ～ 10 歳まではセックス差が見られず、思春期前半に少し差が生じ、10 代後半から 20 代前半に差は大きくなることが示されている。最大のコーエンの d の値は 0.32 であった（別の言い方をすれば男女の 76％は重なる）。ただし、差は年齢ととも

7章　集団について考える、個人について考える　133

に常に増加するわけではない。ハイドによれば、自尊心について
セックス差は、青年期後半を通して増加したが、大人では事実上
ゼロにまで下がった。繰り返しになるが、発達的な視点を持つこ
とが重要だ。数学についての差は小さな子どもでは見られず、思
春期を通じて拡大し、成人になるとより大きくなる。特性の発達
の全体的流れを知ることは、研究者にこの差の発生あるいは消失
に目を向けさせ、個人それぞれやその経験のどのような要素が、
差の拡大や維持に関わっているのか検討することを可能にする。

　成人期に見られるセックスに関連した多くの差異は、個人の発
達過程にそって変化していくだけではなく、全体的傾向も時代と
ともに変化する。この後者の要素もまた、われわれに特定のスキ
ルの発達に寄与する経験の流れに洞察を与え、男女の差異がいつ
も静止したものではないことを示唆する。この差はむしろ、特定
の発達的な歴史、時間、そして場所によって支えられることで安
定した状態を保っているといえる。たとえば、1970年代から
1980年代のデータによれば、複雑な問題解決において高校入学
時の女子学生は男子学生と比べて、25％成績が悪かった。しかし
ながら、最近の10年における標準化されたテストから得られた
測定によれば、これらの差はほとんどなくなってしまっている。
なぜだろうか？　ハイドは、一つの重要な要因を指摘している。
すなわち、2000年以前、男子学生と比べて女子学生では、高校
で高等数学や科学のコースに進む者はほとんどいなかった。今日、
女子学生は男子学生と同じ割合で微積分を学んでいるし、大学の
数学専攻の卒業生の48％が女子学生である（Hyde et al., 2008）。

　さらにハイドは、セックスに関連した差異の大きさ、そして方
向までもが、文脈によって異なるという別の研究を報告している。
たとえば、ある実験では、同様の数学トレーニングをうけた大学
生に試験を実施した。その際に一方の条件の参加者は、過去に男

性の方が女性よりもテストで良い結果をだしたと告げられた。他方の条件の参加者は、テストの結果には「性別による偏りはなかった」と告げられた。その結果、前者の条件の女性は男性と比べて成績が劣ったが、後者の条件ではセックス差はなかった。ハイドは次のように論じている。「結論は明らかである」。ジェンダー差の程度、そして「ジェンダー差の方向ですら、文脈による」(2005：589)。ハイドはこの事実、つまり差異は完全なものに見えるというよりも大半の差異は小さいという事実について論じ、「男は火星人・女は金星人」といったようにセックスに関わる心理的差異を大きく安定したものと位置づける差異モデルに異議を唱えている（Hyde, 2005）。

　皆がハイドの考えを受け入れているわけではない。心理学者のリチャード・リッパは、いくつかの反論を提示している。たとえば彼は、子ども時代におもちゃの選好や遊びのスタイルに違いがあるのと同様、男女の職業選好にも違いがあることを報告している。それでもなお、リッパの「ジェンダー実在仮説」は実際のところ、男女を類似したものとするハイドの考えと非常に似ているようだ。リッパは、多くの差異は小さく、そのうちのいくつかは中くらいであり、大きい差異を示すものはわずかとする考えを持っている（Lippa, R.A., 2006）。ただし、リッパもハイドも、科学者が今なお取り組むべき課題は類似性と差異の両方を導きだすメカニズムをさらに理解することだとする中核の考えについては同意している。なぜ男女の差異は生じたり消えたりするのか？　なぜ、いくつかは安定しており、別のものは非常に文脈依存的なのか？

　この問に対する明確な答えはないが、次の章では問題を分析するための新しい方法を紹介する。

●参考文献

Center for Disease Control (2000). 2000 CDC growth charts : United States. Retrieved from : http://www.cdc.gov/growthcharts, accessed December 13, 2011.

Gilbert, S. F., & Epel, D. (2008). *Ecological Developmental Biology*. Sunderland, MA : Sinauer Associates.（ギルバート・S. F. & イーペル・D. ／正木信三・竹田真木生・田中誠二訳『生態進化発生学――エコ・エボ・デボの夜明け』東海大学出版会，2012年）

Krimsky, Sheldon (2002). *Hormonal Chaos : The Scientific and Social Origins of the Environmental Endocrine Hypothesis*. Baltimore, MD : Johns Hopkins University Press.（クリムスキー・S. ／松崎早苗・斉藤陽子訳『ホルモン・カオス――「環境エンドクリン仮説」の科学的・社会的起源』藤原書店，2001年）

Lewontin, R. (1982). *Human Diversity*. New York : Scientific American Books.

Schlichting, C. D., & Pigliucci, M. (1998). *Phenotypic Evolution : A Reaction Norm Perspective*. Sunderland, MA : Sinauer Associates.

Seager, J. (2003). *The Penguin Atlas of Women in the World*. London : Myriad Editions.

Steele, Claude (2010). *Whistling Vivaldi : And Other Clues to how Stereotypes Affect Us*. New York : W.W. Norton.

8・章 ピンクとブルーは永遠か？

幕　間

　赤ちゃんの毛布や子ども服について考えてみよう。たとえば、赤ちゃんの服を売るウェブサイトを見ると、最初に、男女別に分かれていることに気付くことがある。あなたが女の子のサイト（ピンクの文字によってリストが表示されている）に進むと、生まれたばかりの女の子の赤ちゃんにピンクのお猿やピンクの蝶のついた睡眠グッズや遊びグッズ一式を購入することができる。あるいは、ピンクの子犬をあしらった長袖シャツとか、派手なピンクを背景にした銀の馬のTシャツを買うこともすぐに思いつくことができる。男の子のためにブルーの文字のリストをクリックすると、ブルーの車の綿の睡眠グッズ一式、ざっくりとした丈夫そうなオレンジの防寒用Tシャツ、グレーとブルーのラガーシャツ、または、プロ野球選手に見えるようなスポーティーできれいな綿織物のベビー版の睡眠グッズや玩具といった選択が可能だ。どの赤ちゃんが男の子でどの赤ちゃんが女の子であるか間違えようがない。毛布の色を見るだけ、着ているものを見るだけで、男女の区別がつく。どうして間違えないのだろう？　記録に残っていないくらい遠い昔から大人は、幼い男の子と幼い女の子に、別々の服を着せてきたから？　一目見ただけで、幼児が男の子か女の子かを言い当てたいといつも望んでいたから？　本当にそうだろう

か？

　赤ちゃんの男女の別を知りたいという現在の私たちの強迫観念にも似た思いは、1920年頃に始まったと思われる。幼児が男の子か女の子かを一目で見分ける必要性を大人が感じ始めたその頃、ピンクとブルーについての見解は今と180度違っていた。1914年に「サンデー・センチネル」という合衆国の新聞に掲載された記事を見てみよう。「もしあなたが、幼い子の衣服の色合いで迷っているなら、男の子にはピンクを与え、女の子にはブルーを与えなさい」と母親たちにアドバイスしている。1918年の「レディース・ホーム・ジャーナル」には、ピンクは男の子のための色で、ブルーは女の子のための色であるという記事があり、その理由について、ピンクは「はっきりとした強い色だから……より男の子にふさわしく、よりデリケートで優美な色である……ブルーが……女の子用である」（Frassanito & Pettorini, 2008 : 881）と解説されている。つい最近の1940年には、赤とピンクは強さと勇気を象徴していた。ブルーは信用と安定を象徴し、ヨーロッパのカトリックの伝統はこの色を処女マリアと結びつけていた。しかし、1930年代にナチスドイツが、同性愛の男性にピンクの三角のマークをつけたことで、ピンクと女らしさが新しく結びついた（Frassanito & Pettorini, 2008）。第二次世界大戦後、逆転は完全なものとなった。軍服の生地に使われるようになったブルーと男らしさとの結びつきはアメリカ合衆国と西欧で確立し、現在50代になる世代は、ピンク＝女性、ブルー＝男性というカラーコーディングをしっかりと教え込まれた最初の世代となった（Paoletti, 1997）。

　色の逆転は、子ども服のスタイルのより大きな変化の一部であった。1880年代後半、すべての幼児は、歩き始めるまで、長くて白いドレスを着せられていた。男の子も女の子もよちよち歩きの間は、短くてルーズなドレスを着ていて、3歳から5歳の子ど

もは全員、ドレスか短いスカートのスーツを着ていた。男の子と女の子の衣服はわずかな違いがあるだけで、基本的に、どちらも女性用の服にとてもよく似ていた。この時代の大人は、ドレスによって男の子と女の子を区別するよりも、大人と子どもの区別をすることにより心を奪われていたように思える。ここになぜ変化が生じたのか明確にはわからない。しかしながら、大人の女性が選挙権や財産所有権といった市民権を獲得して公の場に登場するようになると、赤ちゃんや子どものジェンダーの境界線を明らかにすることがより大切なものになった、と推測することができる（Paoletti, 1987）。理由はどうであれ1890年代の終わりには、2、3歳の幼い男の子はドレスを着ることをやめてしまった。この変化は、特にフェミニストから、若干の抵抗を受けた。1910年、フェミニストのシャーロット・パーキンズ・ギルマンは、小さな子どものドレスにおける、不自然に早すぎたセックスの差異化は「とんでもない悪弊」だと述べている（Paoletti, 1987 : 142）。しかし、早期のジェンダーの差異化の流れは、戻ることはなかった。

　私は、二つの理由で、この章を書いた。第一に、はっきりとしていて普遍的で不変であるように見えることも、必ずしもそうではないということ。いわゆる女らしい色、男らしい色という色のコード化は、まさしく私たちの時代に特有のものであり、ピンクとブルーは、社会的に生みだされたジェンダーというコード化の例である。第二に、コードは社会的に作りだされたものであるにもかかわらず、私たちの体の働き方を変えてしまった可能性がある。この問題は、本書の最後のセクションへと導いてくれる——セックスとジェンダーを発達のダイナミクスとして理解するということは、その中で社会的なもの、文化的なもの、そして身体が相互に絡み合っていると理解することであり、これらを解きほぐそうとすると木を見て森を見失うようなことになりかねない。

この点を説明するために、ピンクとブルー、男の子用玩具と女の子用玩具についてさらに検討してみよう。

9・章 ピンクとブルーの発達の ダイナミックス

発達する色の好み

　韓国のアーティスト、ユン・ジョンミは、ピンクとブルーに執着している。いやむしろ、彼女の幼い娘がピンクに執着したことで、幼児がピンクやブルーの品々の海に囲まれている様子を表した「ローレンとキャロリンとピンクのもの」と「イーサンとブルーのもの」という作品を産みだしたのかもしれない。ユンの娘だけが、ピンクという色を好んでいるのではない。様々な育児ブログでは、1歳を越えた子どもたちが時に、色に強く執着する発達の逸話的な事例が紹介されている。ある母親は、1歳4ヶ月の息子がライトグリーンに執着していることが正常かどうかを質問している。さらに別の親は、娘が同じ時期から鮮やかなピンクに執着し続けている一方で、甥は緑を好み、3歳半になると黄に好みを変えたと伝えている。このブログ上では他にも、オレンジが好きで、その後、「黒、銀、茶へと変化した」よちよち歩きの息子、娘は紫と黄を好んでいるが、生まれたときからライラック色と黄の毛布、洋服、ぬいぐるみの動物を与えたことで子どもの色の好みを方向づけてしまったと感じている母親、といった事例が紹介されている。

　2歳以下の子どもの色の好みに関する体系的な研究はほとんど見られない。しかし、4歳から11歳の子どもに関する研究では、

9章　ピンクとブルーの発達のダイナミックス　141

女の子より男の子の方が黒、青、茶、緑、白を好むこと、男の子より女の子の方がピンクや紫を好むことが明らかにされている。しかし、色の好みは、男女対称ではない。この研究では男の子がブルーよりピンクを選ぶことはきわめて希だったが、平均してみると女の子はブルーを選ぶこともあったがピンクを好むことが多かった。これはまさに、セックスに基づいてステレオタイプ化された特徴の典型である。そして、男の子は女の子よりもそうしたステレオタイプに強く執着している (Chiu, Gervan, Fairbrother, Johnson, Owen-Anderson, Bradley, et al., 2006)。

　このような好みはどのように発達していくのだろうか？　この点を考えるには、生まれつきという古い問題を問うことになるのだろうか？　女の子がピンクを好むのは、彼女たちの視覚システムにおける生まれつきの何が原因なのだろうか？　ピンクを好むのは脳のセックスの一つの現れなのだろうか？（Alexander, 2003）それとも、私たちが日頃からブルーと男らしさを結びつけてきたために、男の子はブルーを選ぶのだろうか？　ピンクを選ぶ男の子に対して、大人や仲間が否定的な反応を返すのが原因だろうか？　私は、こうした問題設定の仕方は全面的に間違っていると考えている。歴史学者であり科学哲学者であるエブリン・フォックス・ケラーによる最近の著書から類推して、「ピンクを好む」という特徴を、バケツを満たした100ガロンの水だと想像してみよう。そして、それぞれ別々のホースでバケツに水を注いでいるふたり（片方を「氏さん」、もう片方を「育さん」と呼ぶことにする）がいると仮定しよう。「氏さん」が70ガロン注ぎ、「育さん」が30ガロン加えると、100ガロンの70%が「氏さん」、30%が「育さん」によってもたらされたと言うことができる。しかし、ホースを用意したのは「氏さん」でバケツを用意したのは「育さん」と考えることもできる。この場合、「氏さん」と「育さん」

142

はそれぞれ何％の貢献をしたことになるのだろうか？　こうした問いかけは何の意味もない（Keller, 2010）。

　この問題を考えるもっとよい方法がある。両者を別の方法——ダイナミックシステム、発達のダイナミックス、発達的なシステム——で捉えてみることである。これらは重要な特徴を多少なりとも共有している。第一に、発達的であること。これは、ある特性が年齢とともにどのように現れるかということに注目している。その特性は、どのように発達するのだろうか？　第二に、それぞれの特性は身体——固定化した身体ではない——に根ざしていて、時間と共に変わっていく。これは、ある一つの特性を研究するために、常に時間の経過と共に変わる一連の過程を観察しなければならないことを意味している。特性は、安定していることもある。しかし、ある特性が変わるときには——たとえば、幼い女の子の好みは、ピンクから紫や赤にしばしば変わる——ゼロから始まるわけではない。むしろ、新しい特性は、すでにそこにあるものを基に作られる。こうしたダイナミックなアプローチには他にも原則があり、そのことについてより深く知りたいと思うかもしれないが、今は、この考え方を用いてピンクとブルーについてさらに検討してみよう。

神経細胞のトレーニングによって見ることができる

　ある色を好むためには、それが見えなければならない。新生児は、まだよく見ることができない。目の網膜は、脳へ正しく神経を繋げるために光を必要とするので、視覚を成熟させるには、産道を下った後に光にさらされることが重要で、このことが神経系の発達を完成させる。神経科学者は、網膜から送られる電気的な信号を私たちが理解できるイメージに変換する脳の部位は、外的インプット（環境がもたらす光）なしには完全に発達することは

9章　ピンクとブルーの発達のダイナミックス　143

できないと指摘している。より一般的に言い換えると、光が新生児の目の中を進む際に、その光は、脳の配線図を変えるのである（Stiles, 2008）。

　視覚の発達にとって光が重要であるならば、ピンクに囲まれた環境の中で多くの時間を過ごす新生児は、ブルーに囲まれた子どもより、ピンクを感知するように目から脳への電気配線をより発達させるだろう。もしそうであるならば、文化が幼児の身体をジェンダー特有の方法で形作るという、文化至上主義の例になってしまう。そういうことがあるかもしれない……。だが、たとえそうであっても、色覚の発達の検討をしなければならない。

　網膜の錐体細胞——三種に分類される特殊な神経細胞——が、色覚を促進させる。L錐体は、長い波長の光（光のスペクトルで黄がかった緑）にもっとも強く反応する。M錐体は、中間の波長の光（ブルーがかった緑）にもっとも強く反応する。S錐体は、短い波長の光やブルーがかった光にもっとも強く反応する。光が網膜にぶつかると、錐体細胞の中で最終的には電気的な信号へ変換される生化学的な変化が起こり、視覚神経を経由して脳の視覚中枢に刺激が伝えられる。全スペクトル域の色覚は、脳の中にある様々な細胞による調整と解釈を必要とする。

　科学者にとって、色覚がどのように発達していくのかは、未だに解明されていない問題である。色を感知する能力は、おそらく、誕生前に確立されている。しかし、神経組織を調節してあらゆる域の色が知覚できるようになるには、ある程度の視覚経験が必要になる（Dobkins, Bosworth, & McCleery, 2009）。驚くことに、特にL‐M（赤・緑）の色システムには、成人になっても「訓練」の余地が残されている。少なくとも理論的には、ピンクあるいはブルーに多量にさらされることで、どちらかの色への知覚を向上させることが可能である（Neitz, Carroll, Yamauchi, Neitz & Williams,

2002 ; Sugita, 2004)、しかし今日までに解明されている事実は、この仮説を積極的に支持してはいないようだ。新生児の場合、緑、黄、赤を白の背景から識別できるが、成人よりもかなり高い彩度でなければ識別できない。黄／ブルーを探知するシステムが発達するには、赤／緑のシステムが発達するより、少し時間がかかる（2ケ月ほど）。研究者は、新生児の色弱が、目、錐体、脳の色検出システムの未熟さによるものと推測している（Adams & Courage, 1998 ; Crognale, Kelly, Weiss, & Teller, 1998 ; Franklin & Davies, 2004 ; Teller, 1998)。

　早い時期に多量のピンクまたはブルーに曝して、生理的な好みを発達させるところまで視覚システムを条件づけようとしても、その効果はかなり遅れて現れることになる。4、6、9ヶ月の月齢の男の子も女の子も、特にピンクに興味を持つわけではない。むしろ、両者ともブルーや赤を好む（Franklin, Bevis, Ling, & Hurlbert, 2010 ; Franklin & Davies, 2004)。1、2歳の男の子や女の子のいずれも、ピンクより赤を、淡いブルーより鮮やかなブルーを好む（Jadva, Hines, & Golombok, 2010)。そして、ピンクを好まないという知覚的な偏りにもかかわらず、おしゃべりや好みの選択が活発になる頃になると、多くの女の子たちはピンクを選ぶようになる（Chiu et al., 2006)。要するに、2歳から3歳の間に強い嗜好を生みだす影響があったとしても、この時期は、ジェンダーに対する自己認識や社会的期待への理解が既に内在化されているのである。

喜びの原理？

　ある子どもにとって嗜好は強くて、まるで強迫されているかのようだ。最近の検証によれば、嗜好の発達は視覚神経系に由来するものではないようだ。では、嗜好はどのように発達するのだろうか？　嗜好とは、そもそも何なのだろう？　ここまでくると、

9章　ピンクとブルーの発達のダイナミックス　145

推測するしかない。実は、色や玩具の嗜好に関するセックス差を研究している科学者は、それが神経生物学のレベルでどうなっているのか議論してこなかった。考えてみよう。議論してみよう、あるいは、嗜好を検証する実験を始めてみよう。まずは、3歳から4歳の女の子と会話したり観察したりすることから始めよう。ピンクについて語る彼女たちの生き生きとした楽しげな声を聞き、興奮した様子を観察しよう。ピンクへの愛着を観測しよう。彼女たちは喜びに満ちている。

　喜び？　何かが一度私たちを喜ばせたら、私たちはそれを再び探し求めようとする。やがてはそれを好むようになる。生物学者は、同じ喜びを繰り返し求めようとする回路を脳がどのように発達させるかについて、かなり多くの知見を得ている。これらの回路は、私たちにとってよいものを繰り返し求めることを助長させることもあり、最終的には悪いものに執着させる原因にもなる。ピンクへの好みは誰も傷つけることはないが、成人をドラッグの依存症にさせるのと同じ要因が、女の子にピンクを求めようとさせる原因の中に含まれているのかもしれない。これはドーパミンについての話である。この物質は人間の中脳で、報酬に対して繰り返し強く反応することに伴い、神経細胞によって作られる化学物質である。ある条件の下で、ドーパミン・ニューロンは、何も報酬のない状況に対する嫌悪的反応を誘発することもある（Bromberg-Martin, Matsumoto, & Hikosaka, 2010）。

　心理的な報酬は行動を強化し、繰り返される報酬は行動をさらに強める。基本的な報酬システムには、食べ物、身体的な快適さ、性的な営み、幸福感が含まれる。二次的なシステムは金銭、美、音楽、さらに——思い切って言えば、よちよち歩きの女の子にとって——あまたのピンクのものに囲まれることが含まれる。どうしてピンクが脳の報酬システムの刺激となるのか、どうして喜び

の感情と生理学的に繋がるのかはわからない。しかし、もっともらしい仮説を、いくつか思いつくことはできる。

慣れが不快な感情を生みだすことはない。むしろ、慣れは安全さと快適さをもたらす。幼い頃からもっぱらある一つの色に囲まれて育ったよちよち歩きの子どもは、変らない環境に喜びを感じるかもしれない。さらに、玩具や素敵な服を与えてくれる大人が、興奮や情緒的な報酬の提供者になるかもしれない。ピンクのフリル付きの服を着た小さい女の子が散歩している情景を思い浮かべてみよう。母親は、着飾った彼女に見とれるだろうし、見知らぬ人も立ち止まって、「おおっ」とか「まあ」と驚き、賞賛の声を上げるかもしれない。彼らは、女の子の小さいピンクの人形やぬいぐるみの動物が、どれほど可愛らしいかほめることもある。これらのポジティブな反応は、子どものドーパミン・システムを刺激し、ピンクのものを求め続ける原因になるかもしれない。ピンクへの好みは生来のものではなく、発達していくものなのである。

しかし、男の子についてはどうだろう？　ほとんどの男の子は、ピンクを避け、ブルー、緑、そして他の暗い色を好むが、女の子がピンクに抱く情熱ほどではない。この非対称性を説明するために、ドーパミン・システムが持つ二番目の機能――嫌悪条件づけと呼ばれているもの――が作用していると指摘したい（Bromberg-Martin et al., 2010）。小さな男の子がブルーに対して発達させる喜びや情熱は、ピンクを避けようとする感情ほど大きくはない。色の好みは2歳から3歳にかけて発達するが、この時期にジェンダーに関係する多くの事柄が定着してしまう。3歳になる前の小さな男の子や女の子は、ジェンダーに適した行動をいくつか理解するようになっている（男性はハンマーを持ち、女性はお化粧をする等）。この時期から、自分自身のジェンダー・アイデンティティを明確にする数年におよぶプロセスが始まっている。3歳にな

9章　ピンクとブルーの発達のダイナミックス　147

ると、彼等は「あなたは男の子？　それとも女の子？」という質問に正しく答えられるようになり、ジェンダー・アイデンティティは、4歳でさらに洗練される。ほめられたり批判されたりすることが、お気に入りの服や玩具の色の好みに関係づけられ、それがこの時期に特に顕著になることを想像することは難しくない。子どもは、「強い男の子」や「かわいい女の子」になれる自分の能力に自尊心や喜びを発達させる。ジェンダーの多くの側面において、女の子は大きく逸脱しなければ否定的な反応を返されることがない。だから、女の子は、フリル付きのドレスと同じ様に、ジーンズやオーバーオール——青い色のもの——を着る。しかし、男の子には、そのような猶予は与えられていない。男の子がピンクのフリル付きドレスを着ていると、嫌悪条件づけとなるような否定的な反応が即座に返ってくる。

　ドーパミンの報酬と罰システムが、よちよち歩きの子どもの色の好みの中心にあるという主張に対しては、一つの疑問が頭に浮かぶ。このシステムはどうしてすべての子どもに作用しないのだろうか？　個々の多様性——ピンクとフリルを求める男の子（分布の端に存在する）、赤やブルーを好む女の子、強い色の好みを持っていない子ども——をどのように説明するのだろう？　ここで再び、発達のシステムに目を向けてみよう。個々の多様性といった問題を考えるために、より多くの情報——物理的環境、ジェンダーの発達、養育者や仲間との相互作用や態度、そして、個々人の生理学的要因等の多様性等についての知識が必要になる（Kegel, Bus, & van Ijzendoorn, 2011）。こういった情報を収集するためには、色の好みに貢献し、好みを安定させると仮説したいくつかのシステムを描きながら、個々の子どもについて期間をさらに延長して追跡する研究が必要となる。子ども部屋の壁紙の色、網膜の錐体と桿体、脳の色彩処理、両親などの行動、ジェンダーの

148

知識やアイデンティティの発達のタイミング、ドーパミン・システムの中で重要な分子のそれぞれの相違などのすべてが、女の子がピンクに喜びを感じ、男の子が逆に嫌悪する要因となっている。

● 参考文献

Camazine, S., Deneuborg, J.-L., Franks, N. R., Sneyd, J., Theraulaz, G., & Bonabeau, E. (2001). *Self-Organization in Biological Systems*. Princeton, NJ : Princeton University Press.（カマジン・S．&デニューボーグ・J．-L．&フランク・N．R．&スニード・J．&テラウッツ・G．&ボナボー・E．／松本忠夫・三中信宏訳『生物にとって自己組織化とは何か──群れ形成のメカニズム』海遊舎，2009年）

Gottlieb, G. (1997). *Synthesizing Nature-Nurture : Prenatal Roots of Instinctive Behavior*. Mahwah, NJ : Lawrence Erlbaum.

Harris, A. (2005). *Gender as Soft Assembly*. Hillsdale, NJ : The Analytic Press.

Oyama, S. (2000). *The Ontogeny of Information : Developmental Systems and Evolution*. Durham, NC : Duke University Press.

Thelen, E., & Smith, L. B. (1994). *A Dynamic Systems Approach to the Development of Cognition and Action*. Cambridge, MA : MIT Press.（エステー・テーレン&リンダ・スミス／児島康次監訳，高橋義信・丸山慎・宮内洋・杉村伸一郎訳『発達へのダイナミックシステム・アプローチ──認知と行為の発生プロセスとメカニズム』新曜社，2018年）

Thelen, E., & Ulrich, B. D. (1991). Hidden skills : a dynamic systems analysis of treadmill stepping during the first year. *Monographs in Social Research in Child Development*, 56 (1), 1-98 ; discussion 99-104.

10・章 おわりに：ジェンダー（およびセックス）の将来

遺伝子、染色体、生殖システムは進化の時程表にそって変化する

　人間のセックスやジェンダーの発達は階層的に展開していく。したがって、人間のセックスやジェンダーの将来についてもすべて階層的に考えなければならない。子宮内でのすべてのセックス（染色体のセックス、胎児期ホルモンのセックス、解剖学的セックス）の発達について考えてみよう。これらのセックスの発達に意図的に介入することで、進化の流れ（非常に遅々としている）を変えることができるかもしれないが、本章の目的である将来の姿に関しては、現在と多くの面で違わないであろう。

　しかし、いくつか例外はある。内分泌撹乱物質とか、外来性エストロゲンと呼ばれている汚染物質を考えてみよう。これは、一つないし複数のホルモンに似た一群の化学物質で、結合部位を封鎖して、正常な内分泌の機能を妨げてしまう。これらの化学物質は、プラスチック、農薬、工場や日常生活で使用される製品に含まれている。ほんの数年前に、ビスフェノールA（Bisphenol A：BPA）と呼ばれる物質が含まれているとして、飲料ボトルのプラスチック地に関心が高まった。特にプラスチックの哺乳瓶からビスフェノールAを吸収すると、後の世代の生殖に影響しかねないという不安が高まり、金属製のボトルの生産が盛んになった。今でも、内分泌撹乱物質に関する実際の危険性について、疑問は一

掃されていない。外来性エストロゲンがもたらす身体への負荷によって、精子の数が減少したり、性器や性腺異常の発生率が増加したり、免疫機能が損なわれたり、癌の原因になったりするのだろうか。

　これらに対する明確な答えはない。しかし実験では、内分泌撹乱物質が細胞の代謝を変化させたり、培養した組織細胞を異常に成長させる原因となりうることが知られている。さらに、事故による化学物質の流出や産業副産物による汚染によって、自然状態の内分泌撹乱物質が、カエル、魚、ワニの性変換を促したり、雌雄同体の生殖腺や生殖器を発達させる原因となることも知られている。内分泌撹乱物質は至る所に存在しており、既に私たちの体の中にも存在しているが、世界中でさらに減少させることは可能である（Colburn, Dumanoski, & Meyers, 1997 ; Krimsky, 2002）。今のところ、セックスやジェンダーの将来に作用しうる因子であると言えよう。

脳は一世代でも変わりうる

　染色体・胎児のホルモン・性腺のセックスの将来はかなり安定しているとしても、脳のセックスは安定していない。脳の構造は経験を経ることで変化する。したがって、理論的には、生理的、身体的、情緒的、文化的経験が変化すれば、脳のセックスも変わりうることになる。男女の脳の違いは、幾分小さくなるかもしれないし、新たな違いが現れるかもしれない。小さな男の子にあびせられる「女の子みたいな投げ方をする」といった悪口を考えてみよう。現象学者で神経科医のエルビン・ストラウス（1891〜1975）は次のように述べている。「５歳の女の子は外側部位を用いることができない。投げるために彼女がどんな準備ができているかというと、右腕を水平に持ち上げて、前腕を後方へ曲げるだ

け……。ボールは勢いもなく、スピードもなく、正確に方向を定められずに手から離れてしまう。同じ年齢の男の子は、腕を横や後方に反らし、前腕を上にひねり、胴体を回転させたり曲げたりする……。ボールはかなり加速されて手から離れ、遠くの目標に向かって、なめらかにカーブする」（Young, 1990：137）。

　多くのアメリカの男性は成長すると、スムーズに力強くオーバーハンドで投げることが「自然にできようになる」。すなわち、ストラウスが述べたようなすべての動きや姿勢を何も考えずに行なっているのである。彼らは、中枢神経系（脳と脊髄）と腕だけではなく、すべての身体の運動システムの結びつきを発達させて、投げている。アメリカ人の男女にボールを投げることを想像させて、その時の脳をスキャンしてみると、多くの場合、男女で脳の異なる部位が活性化していることが見出せる。私たちは、オーバーハンドで投げることと国家的な娯楽である野球とを結びつけて考えてしまうが、こうした傾向は国際的なものではない。ブラジルでカポエイラ［アフリカ起源のブラジルの武術風の民俗舞踊］と呼ばれるアクロバティックなダンスに熟達したダンサーを研究している人類学者のグレッグ・ドウニィが、非常に興味深いこと（彼の同僚であるブラジル人男性の大半が、運動能力が優れているにもかかわらずに、女の子のような投げ方をする）に気付いたとしても驚くことではない（Downey, 2009）。

　私たちが運動的な活動を学習すると、脳も変化する。実際の学習過程で生じる最初の変化は、シナプスを経由する神経細胞の伝達がより効果的になることである。さらに練習を続けると、脳に実際の変化が引き起こされる。具体的には運動皮質と呼ばれる脳部位が変化する（Rosenkranz, Kacar, & Rothwell, 2007）。これは、私たちがどのように運動スキルを学習するかという問題であり、脳と運動システムは練習によって構造的に変化するのである。だと

すると、女の子や前述のブラジル人男性、さらに「女の子のような投げ方」をする人たちにどんなことが起こっているのだろうか。（アメリカの）よちよち歩きの子どもですら、どのように投げるのかを学習しているように見える。この学習は、実際にしている場合も多いが、観察によってもなされる。テレビで野球観戦したり、お兄さんたちを観察することで、スキルの発達が促される。さらに多くの男の子にとって、投げることは、むかしからある身近な遊びであろう。「決定的な要因は、運動場や裏庭でボール、棒きれ、石ころ等の投げ遊びを何気なく何度も繰り返すことのように思える」（Fallows, 1996）。

幼児のジェンダーに対する文化的反応が変わるには何世代もかかる

　赤ちゃんの存在が見えるようになると（誕生時か胎児期の超音波を通して）、社会的な行為者になる。大人は、玩具や衣服、部屋の飾りを購入することで、視覚的、触覚的な環境を整える。特に、最初の6カ月の間に主要な養育者と乳児は一つひとつ発達を進め、情緒的システムが主要な養育者とのダイナミックな対面的相互作用の中で発達していく（Schore, 1994）。このダイナミックなシステムは、乳児が母親の顔を凝視する際の視覚的、聴覚的なプロセスに依拠している。母親の顔に含まれる情報パターンは、乳児の代謝的なエネルギーの変化を引き起こす。心拍数や呼吸プロセスのこうした変化は、特定の脳部位の成長や神経結合に作用する。A・N・スコアは、こうしたエネルギーの変化が体系化した情動の基本的様相を形成させると考えている（Schore, 2000）。

　この考え方に立ってウェクスラーは、基本的な育児活動（赤ちゃんを抱きしめる、なだめる、静かに揺り動かす、繰り返し同じ調子で話しかける等）が乳児の生理機能をどのように統制したり、

10章　おわりに：ジェンダー（およびセックス）の将来　153

調整するかを記している。親による乳児の生理機能のトレーニングには、なだめる、睡眠サイクルの確立（Harkness, Super, Moscardino, Rha, Blom, Huitrón, et al., 2007）、食事、排せつ、探索行動などが含まれる。ウェクスラーが記しているように、「大人の影響は……発達しつつある乳児や子どもの脳の中で神経回路を作り上げることである」（Wexler, 2006：103）。

　私たちは、前の章で数十年以上にわたって、ブルーと女の子、ピンクと男の子の結びつきが変化してきたことを見てきた。現在、幼い女の子に示されている世界は（特に合衆国では――繰り返すが、決して普遍的な現象ではない）可愛らしいピンクや優しくふれることであり、女の子らしい事柄についての大人による肯定的な情緒的フィードバックに満ち溢れている。しかし、女の子であることや男の子であることの考えが変化し、大人のジェンダー役割が変化すれば、ジェンダー化され、親によって作りだされた親子の相互作用の側面も変わるであろう。結果的に、ジェンダー化された興味が変化して、子どもや大人の何らかのスキルも変わることになる。組み込まれた文化的考え方は、一世代以上かけて、複雑に変化するものである。こうした変化が過去に生じたのであれば、将来も必ず持続するであろうから、その効果をはっきりと描くことは、心理学者や人類学者よりも歴史家に委ねられるであろう。

　ジェンダーの社会的・法制度的変化は一世代でも生じるが、もっと長くかかることもある

　セックスとジェンダーは将来も続くのだろうか、それとも、ある人たちが恐れるようにジェンダーは消滅してしまうのだろうか（Kantrowitz & Wingert, 2010）。グーグルで「ジェンダー・フリー」を検索してみると、ジェンダー・フリーの著作、子どもをジェン

ダー・フリーに育てる、ジェンダー・フリーのコントルダンス [対舞〔曲〕]、まったく別の意味で、「無料　赤ちゃんの性別予想」(free baby gender predictor) などとリンクしている。少なくとも私たちの文化のある部分からジェンダーの区別を取り除くことに対する関心が存在していることは明らかであるが、将来ジェンダーレスになるかとなると疑わしい。セックスや生殖への関心は今でも強く、生殖技術の発展によって生殖が性別と切り離されるというフェミニストのユートピアにでもならない限り、パートナーになったり子どもを設けるといったことのために、セックスやジェンダーを差異化させた形を取り続けるであろう (Firestone, 1970 ; Piercy, 1985)。しかし私は、それぞれのジェンダーの多様性がもっと認識され、もっともっと受け入れられるようになると信じている。ゲイ同士の結婚は国の法で揺るぎなく認められ、様々な程度のトランスジェンダーについても、社会的に目立たなくなるだろう。生まれつきの性別に一致しないジェンダーの示し方をする人びとがもっと自由に生きられるようになり、運転免許証やパスポートに男性か女性かを明示しなくてもいい日がくるかもしれない。もしこれらの多くが実現するならば、赤ちゃんや子どもたちのジェンダーの発達に反映されるであろう。

　本書で強調してきたすべてのことがらの中で、人びとの考え方に急ぎ浸透させなければならないことの一つは、身体は閉ざされたものではないという点である。セックスやジェンダーを理解するために私たちは、感覚、情動、運動経験がどのように組み込まれるのかを学ばなければならない。将来、私たちはセックスやジェンダーの科学について多くのことを学ぶであろう。しかし、私たちの社会状況やそこでの経験が変化しても、少なくともセックスやジェンダーに関するいくつかの微妙な問題は、その時々の関心事として残され続けるであろう。このことは人生を興味深いも

のにし、問題を作りだすかもしれないが、科学者による研究が続けられなければならない所以でもある。

●参考文献

Patterson, Charlotte J. (2006). Children of lesbian and gay parents. *Current Directions in Psychological Science*, 15 (5), 241-244.

Penn State. (2009). Male Sex Chromosome Losing Genes By Rapid Evolution, Study Reveals. *ScienceDaily* 17 July. Retrieved from : http://www.sciencedaily.com/releases/2009/07/090716201127. htm, accessed December 9, 2011.

The International Gender Bill of Rights (1995). Retrieved from : http://my.execpc.com/~dmmunson/billrights.htm, accessed December 9, 2011.

引用文献

Aaronson, I. A., Cakmak, M. A., & Key, L. L. (1997). Defects of the testosterone biosynthetic pathway in boys with hypospadias. *Journal of Urology*, 157 (May), 1884–1888.

Adams, R. J., & Courage, M. L. (1998). Human newborn color vision : measurement with chromatic stimuli varying in excitation purity. *Journal of Experimental Child Psychology*, 68 (1), 22–34.

Alexander, G. M. (2003). An evolutionary perspective of sex-typed toy preferences : pink, blue, and the brain. *Archives of Sexual Behavior*, 32 (1), 7–14.

Australian Institute of Health and Welfare, N.P.S.U. (2000). *Australia's Mothers and Babies* (p.76). Canberra : Australian Institute of Health and Welfare.

Bagemihl, B. (1999). *Biological Exuberance : Animal Homosexuality and Natural Diversity*. New York : St. Martin's Press.

Bailey, J. M., Dunne, M. P., & Martin, N. G. (2000). Genetic and environmental influences on sexual orientation and its correlates in an Australian twin sample. *Journal of Personality and Social Psychology*, 78 (3), 524–536.

Bailey, J. M., & Pillard, R. C. (1991a). Are some people born gay? *The New York Times*, December 17, p.A21.

Bailey, J. M., & Pillard, R. C. (1991b). A genetic study of male sexual orientation. *Archives of General Psychiatry*, 48 (12), 1089–1096.

Bailey, J. M., Willerman, L., & Parks, C. (1991). A test of the maternal stress theory of human male homosexuality. *Archives of Sexual Behavior*, 20 (3), 277–293.

Bandura, A., & Bussey, K. (2004). On broadening the cognitive, motivational, and sociostructural scope of theorizing about gender development and functioning : comment on Martin, Ruble, and Szkrybalo (2002). *Psychological Bulletin*, 130 (5), 691-701.

Bell, G. (2008). *Sex and Death in Protozoa : The History of Obsession*. Cambridge : Cambridge University Press.

Bem, D. J. (2008). Is there a causal link between childhood gender nonconformity and adult homosexuality? *Journal of Gay and Lesbian Mental Health*, 12 (1/2), 61-80.

Berenbaum, S. A., & Snyder, E. (1995). Early hormonal influences on childhood sex-typed activity and playmate preferences : implications for the development of sexual orientation. *Developmental Psychology*, 31 (1), 31-42.

Berkman, A. (1912). *Prison Memoirs of an Anarchist*. New York : Mother Earth Publishing Association.

Blackless, M., Charuvastra, A., Derryck, A., Fausto-Sterling, A., Lauzanne, K., & Lee, E. (2000). How sexually dimorphic are we? A review article. *American Journal of Human Biology*, 12 (2), 151-166.

Bocklandt, S., & Vilain, E. (2007). Sex differences in brain and behavior : hormones versus genes. *Advances in Genetics*, 59, 245-266.

Bolt Blitz in Oslo ; Athletics (2011). *The Age*, June 11, p.25. Melbourne.

Boman, U. W., Möller, A., & Albertsson-Wikland, K. (1998). Psychological aspects of Turner Syndrome. *Journal of Psychosomatic Obstetrics and Gynaecology*, 19 (1), 1-18.

Bornstein, K. (1994). *Gender Outlaw : On Men, Women and the Rest of Us*. London : Routledge. (ケイト・ボーンスタイン／筒井真樹子訳『隠されたジェンダー』新水社, 2007年)

Boswell, J. (1990). Sexual and ethical categories in premodern Europe. In D. P. McWhirter, S. A. Sanders, & J. M. Reinisch (Eds.), *Homosexuality/Heterosexuality : Concepts of Sexual Orientation* (pp.15-31). New York, NY : Oxford University Press.

Bromberg-Martin, E. S., Matsumoto, M., & Hikosaka, O. (2010). Dopamine in motivational control : rewarding, aversive, and alerting. *Neuron*, 68 (5), 815-834.

Bromley, B., Frigoletto, F. D., Jr., Harlow, B. L., Evans, J. K., & Benacerraf,

B. R. (1993). Biometric measurements in fetuses of different race and gender. *Ultrasound in Obstetrics and Gynecology*, 3, 395–402.

Byne, W. (1997). Why we cannot conclude that sexual orientation is primarily a biological phenomenon. *Journal of Homosexuality*, 34 (1), 73–80.

Byne, W., Lasco, M. S., Kemether, E., Shinwari, A., Edgar, M. A., Morgello, S., et al. (2000). The interstitial nuclei of the human anterior hypothalamus : an investigation of sexual variation in volume and cell size, number and density. *Brain Research*, 856 (1–2), 254–258.

Byne, W., Tobet, S., Mattiace, L. A., Lasco, M. S., Kemether, E., Edgar, M. A., et al. (2001). The interstitial nuclei of the human anterior hypothalamus : an investigation of variation with sex, sexual orientation and HIV status. *Hormones and Behavior*, 40 (2), 86–92.

Caster Semenya (2010). Retrieved from : http://www.wikipedia.org, accessed December 10, 2011.

Center for Disease Control (2000). 2000 CDC growth charts : United States. Retrieved from : http://www.cdc.gov/growthcharts, accessed December 13, 2011.

Chiu, S. W., Gervan, S., Fairbrother, C., Johnson, L. L., Owen-Anderson, A. F. H., Bradley, S., et al. (2006). Sex-dimorphic color preference in children with Gender Identity Disorder : a comparison to clinical and community controls. *Sex Roles*, 55, 385–395.

Colapinto, J. (2001). *As Nature Made Him : The Boy Who Was Raised as a Girl*. New York : Harper. (ジョン・コラピント／村井智之訳『ブレンダと呼ばれた少年』無名舎, 2000年)

Colburn, T., Dumanoski, D., & Meyers, J. P. (1997). *Our Stolen Future : Are We Threatening Our Fertility, Intelligence, and Survival?—A Scientific Detective Story*. New York : Plume.

Conte, F. A., & Grumbach, M. A. (1989). Pathogenesis, classification, diagnosis, and treatment of anomalies of sex. In L. De Groot (Ed.), *Endocrinology* (pp.1810–1847). Philadelphia, PA : Saunders.

Cook, C. D. K. (1968). Phenotypic plasticity with particular reference to three amphibious plant species. In V. Heywood (Ed.), *Modern Methods in Plant Taxonomy* (pp.97–111). London : Academic Press.

Corbett, K. (1993). The mystery of homosexuality. *Psychoanalytic Psychology*, 10 (3), 345–357.

Corbett, K. (1996). Homosexual boyhood : notes on girlyboys. *Gender and Psychoanalysis*, 1, 429–461.

Cramer, J. S., & Lumey, L. H. (2010). Maternal preconception diet and the sex ratio. *Human Biology*, 82 (1), 103–107.

Crawford, M., Doyle, W., & Meadows, N. (1987). Gender differences at birth and differences in fetal growth. *Human Reproduction*, 2 (6), 517–520.

Crews, D., & Fitzgerald, K. T. (1980). "Sexual" behavior in parthenogenetic lizards. *Proceedings of the National Academy of Sciences US*, 77 (1), 499–502.

Crognale, M. A., Kelly, J. P., Weiss, A. H., & Teller, D. Y. (1998). Development of the spatiochromatic visual evoked potential (VEP) : a longitudinal study. *Vision Research*, 38 (21), 3283–3292.

Cultural models and developmental agendas : implications for arousal and selfregulation in early infancy. *Journal of Developmental Processes*, 2 (1), 5–39.

Davis, D. L., & Whitten, R. G. (1987). The cross-cultural study of human sexuality. *Annual Review of Anthropology*, 16, 69–98.

Davis, R., Cutter, G., Goldenberg, R., Hoffman, H., Cliver, S., & Brumfi eld, C. (1993). Fetal biparietal diameter, head circumference, abdominal circumference and femur length. A comparison by race and sex. *Journal of Reproductive Medicine*, 38 (3), 201–206.

Diamond, L. M. (2007). A dynamical systems approach to the development and expression of female same-sex sexuality. *Perspectives in Psychological Science*, 2 (2), 142–161.

Diamond, L. M. (2008). *Sexual Fluidity : Understanding Women's Love and Desire*. Cambridge, MA : Harvard University Press.

Diamond, M. (1965). A critical evaluation of the ontogeny of human sexual behavior. *Quarterly Review of Biology*, 40, 147–175.

Diamond, M., & Sigmundson, K. (1997). Sex reassignment at birth : long-term review and clinical implications. *Archives of Pediatric and Adolescent Medicine*, 151 (March), 298–304.

DiNapoli, L., & Capel, B. (2008). SRY and the standoff in sex determination. *Molecular Endocrinology*, 22 (1), 1–9.

Dittman, R. W., Kappes, M. H., Kappes, M. E., Börger, D., Willig, R. H., & Wallis, H. (1990). Congenital adrenal hyperplasia I : gender-related behavior and attitudes in female patients and sisters. *Psychoneuroendocrinology*, 15 (5 & 6), 401–420.

Dobkins, K. R., Bosworth, R. G., & McCleery, J. P. (2009). Effects of gestational length, gender, postnatal age, and birth order on visual contrast sensitivity in infants. *Journal of Vision*, 9 (10), 19, 1–21.

Dörner, G., Schenk, B., Schmiedel, B., & Ahrens, L. (1983). Stressful events in prenatal life of bi-and homosexual men. *Experimental and Clinical Endocrinology*, 81 (1), 83–87.

Downey, G. (2009, February 1). Throwing like a girl's brain. Retrieved from : http://neuroanthropology.net/2009/02/01/throwing-like-a-girls-brain, accessed December 10, 2011.

Dreger, A. D. (1998a). "Ambiguous sex" —or ambivalent medicine? Ethical issues in the treatment of intersexuality. *Hastings Center Report* (May–June), 24–35.

Dreger, A. D. (1998b). *Hermaphrodites and the Medical Invention of Sex*. Cambridge, MA : Harvard University Press.

Duden, B. (1991). *The Woman Beneath the Skin*. Cambridge, MA : Harvard University Press.

Eichstedt, J. A., Serbin, L. A., Poulin-Dubois, D., & Sen, M. G. (2002). Of bears and men : infants' knowledge of conventional and metaphorical gender stereotypes. *Infant Behavior and Development*, 25 (3), 296–310.

Ellis, H. (1913). *Studies in the Psychology of Sex*. Philadelphia, PA : F.A. Davis.

Epstein, Brad M. (2009). *New York Yankees ABC My First Alphabet Book*. Aliso Viejo, CA. : Michaelson Entertainment.

Fagot, B. I., & Leinbach, M. D. (1989). The young child's gender schema : environmental input, internal organization. *Child Development*, 60, 663–672.

Fagot, B. I., & Leinbach, M. D. (1993). Gender-role development in young children : from discrimination to labeling. *Developmental Review*, 13, 205–224.

Fagot, B. I., Leinbach, M. D., & Hagan, R. (1986). Gender labeling and the adoption of sextyped behaviors. *Developmental Psychology*, 22 (4), 440–443.

Fagot, B. I., Leinbach, M. D., & O'Boyle, C. (1992). Gender labeling, gender stereotyping, and parenting behaviors. *Developmental Psychology*, 28 (2), 225–230.

Fallows, J. (1996). Throwing like a girl. *The Atlantic Monthly*. Retrieved from : http://www.theatlantic.com/past/docs/issues/96aug/throw/throw.htm, accessed December 12, 2011.

Fausto-Sterling, A. (1989). Life in the XY corral. *Women's Studies International Forum*, 12 (3), 319–331.

Fausto-Sterling, A. (2000). *Sexing the Body : Gender Politics and the Construction of Sexuality*. New York : Basic Books.

Fausto-Sterling, A. (2012). The dynamic development of gender variability. *Journal of Homosexuality*, in press.

Fausto-Sterling, A., García Coll, C., & Lamarre, M. (2011a). Sexing the baby : Part 1 What do we really know about sex differentiation in the first year of life? *Social Science and Medicine*, doi : 10.1016/j.socscimed.2011.05.051.

Fausto-Sterling, A., García Coll, C., & Lamarre, M. (2011b). Sexing the baby : Part 2 Applying Dynamic Systems Theory to the emergences of sex-related differences in infants and toddlers. *Social Science and Medicine*, doi : 10.1016/j.socscimed.2011.06.027.

Feinberg, L. (1996). *Transgender Warriors*. Boston : Beacon Press.

Feinberg, L. (1998). *Trans Liberation : Beyond Pink or Blue*. Boston : Beacon Press.

Fine, C. (2010). *Delusions of Gender*. New York : W.W. Norton and Company.

Firestone, S. (1970). *The Dialectic of Sex : The Case for Feminist Revolution*. New York : Farrar, Straus and Giroux. (S. ファイアストーン／林弘子訳『性の弁証法──女性解放革命の場合』評論社，1972年)

Foucault, M. (1978). *The History of Sexuality*. New York : Pantheon. (ミシェル・フーコー／渡辺守章訳『性の歴史 I 　知への意志』1986年，田村俶訳『性の歴史 II 　快楽の活用』1986年，『性の歴史 III 　自己への配慮』1987年，いずれも新潮社)

Franklin, A., Bevis, L., Ling, Y., & Hurlbert, A. (2010). Biological components of colour preference in infancy. *Developmental Science*, 13 (2), 346-354.

Franklin, A., & Davies, I. R. L. (2004). New evidence for infant colour categories. *British Journal of Developmental Psychology*, 22, 349 n.377.

Frassanito, P., & Pettorini, B. (2008). Pink and blue : the color of gender. *Child's Nervous System*, 24 (8), 881-882.

Gahr, M., Metzdorf, R., Schmidl, D., & Wickler, W. (2008). Bi-directional sexual dimorphisms of the song control nucleus HVC in a songbird with unison song. *Public Library of Science One*, 3 (8), e3073.

Gahr, M., Sonnenschein, E., & Wickler, W. (1998). Sex difference in the size of the neural song control regions in a dueting songbird with similar song repertoire size of males and females. *Journal of Neuroscience*, 18 (3), 1124-1131.

Gastaud, F., Bouvattier, C., Duranteau, L., Brauner, R., Thibaud, E., Kutten, F., et al. (2007). Impaired sexual and reproductive outcomes in women with classical forms of congenital adrenal hyperplasia. *Journal of Clinical Endocrinology Metabolism*, 92 (4), 1391-1396.

Giedd, J. N., Castellanos, F. X., Rajapakse, J. C., Vaituzis, A. C., & Rapoport, J. L. (1997). Sexual dimorphism of the developing human brain. *Progress in Neuropsychopharmacoloy and Biological Psychiatry*, 21 (8), 1185-1201.

Gilbert, S. (2010). *Developmental Biology*. Sunderland, MA : Sinauer Associates.

Gladue, B. A., Beatty, W. W., Larson, J., & Staton, R. D. (1990). Sexual orientation and spatial ability in men and women. *Psychobiology*, 18 (1), 101-108.

Godwin, J. (2010). Neuroendocrinology of sexual plasticity in teleost fishes. *Frontiers in Neuroendocrinology*, 31 (2), 203-216.

Goldberg, A. B. (2007). Born with the wrong body : transgender 10-year-old girl and her family talk to Barbara Walters. ABC News : 20/20. USA. April 25.

Green, R. (2008). Childhood cross-gender behavior and adult homosexuality : why the link? *Journal of Gay and Lesbian Mental*

Health, 12 (1/2), 17-28.

Green, R. (2010). Robert Stoller's sex and gender : 40 years on. *Archives of Sexual Behavior,* 39 (6), 1457-1465.

Gregg, C., Zhang, J., Butler, J. E., Haig, D., & Dulac, C. (2010). Sexspecific parent-of-origin allelic expression in the mouse brain. *Science,* 329 (5992), 682-685.

Gregg, C., Zhang, J., Weissbourd, B., Luo, S., Schroth, G. P., Haig, D., et al. (2010). Highresolution analysis of parent-of-origin allelic expression in the mouse brain. *Science,* 329 (5992), 643-648.

Gross, M. R., & Charnov, E. L. (1980). Alternative male life histories in bluegill sunfish. *Proceedings of the National Academy of Sciences,* US, 77 (11), 6937-6940.

Hall, J. A. Y., & Kimura, D. (1995). Sexual orientation and peformrance on sexually dimorphic motor tasks. *Archives of Sexual Behavior,* 24 (4), 395-407.

Hamer, D., Hu, S., Magnuson, V. L., Hu, N., & Pattatucci, A. M. L. (1993). Linkage between DNA markers on the X chromosome and male sexual orientation. *Science,* 261, 321-325.

Hansen, B. (1989). American physicians' earliest writings about homosexuals, 1880-1900. *The Milbank Quarterly,* 67 (Supplement 1), 92-108.

Hansen, B. (1992). American physicians' "discovery" of homosexuals, 1880-1900 : a new diagnosis in a changing society. In C. Rosenberg & J. Golden (Eds.), *Framing Disease* (pp.104-133). New Brunswick, NJ : Rutgers University Press.

Harkness, S., Super, C. M., Moscardino, U., Rha, J.-H., Blom, M., Huitrón, B., et al. (2007). Cultural models and developmental agendas : implications for arousal and selfregulation in early infancy. *Journal of Developmental Processes,* 2 (1), 5-39.

Harley, V. R., Clarkson, M. J., & Argentaro, A. (2003). The molecular action and regulation of the testis-determining factors, SRY (sexdetermining region on the Y chromosome) and SOX9 [SRY-related high-mobility group (HMG)box 9]. *Endocrine Reviews,* 24 (4), 466-487.

Hayles, N. K. (1993). The materiality of informatics. *Configurations,* 1 (1), 147-170.

引用文献　165

Hendricks, S. E., Graber, B., & Rodriguez-Sierra, J. F. (1989). Neuroendocrine responses to exogenous estrogen : no differences between heterosexual and homosexual men. *Psychoneuroendocrinology*, 14 (3), 177–185.

Herdt, G. (1990). Developmental discontinuities and sexual orientation across cultures. In D. P. McWhirter, S. Sanders, A. & J. M. Reinisch (Eds.), *Homosexuality/Heterosexuality*. New York : Oxford University Press.

Hill, D. B., Menvielle, E., Sica, K. M., & Johnson, A. (2010). An affirmative intervention for families with gender variant children : parental ratings of child mental health and gender. *Journal of Sex and Marital Therapy*, 36 (1), 6–23.

Hines, M. (2009). Gonadal hormones and sexual differentiation of human brain and behavior. In D. W. Pfaff, A. P. Arnold, A. M. Etgen, S. E. Fahrbach, & R. T. Rubin (Eds.), *Hormones, Brain and Behavior*, 2nd ed. (pp.1869–1909). San Diego, CA : Academic Press.

Hines, M., Brook, C., & Conway, G. S. (2004). Androgen and psychosexual development : core gender identity, sexual orientation and recalled childhood gender role behavior in women and men with congenital adrenal hyperplasia (CAH). *Journal of Sex Research*, 41 (1), 75–81.

Hines, M., Golombok, S., Rust, J., Johnston, K. J., & Golding, J. (2002). Testosterone during pregnancy and gender role behavior of preschool children : a longitudinal, population study. *Child Development*, 73 (6), 1678–1687.

Hines, M., Johnston, K. J., Golombok, S., Rust, J., Stevens, M., & Golding, J. (2002). Prenatal stress and gender role behavior in girls and boys : a longitudinal, population study. *Hormones and Behavior*, 42 (2), 126–134.

Hines, M., & Kaufman, F. R. (1994). Androgen and the development of human sex-typical behavior : rough-and-tumble play and sex of preferred playmates in children with congenital adrenal hyperplasia (CAH). *Child Development*, 65 (4), 1042–1053.

Hyde, J. S. (2005). The gender similarities hypothesis. *American Psychologist*, 60 (6), 581–592.

Hyde, J. S. (2007). New directions in the study of gender similarities and differences. *Current Directions in Psychological Science*, 16, 259–263.

Hyde, J. S., Lindberg, S. M., Linn, M. C., Ellis, A. B., & Williams, C. C. (2008). Diversity. Gender similarities characterize math performance. *Science*, 321 (5888), 494–495.

Jacobs, P., Dalton, P., James, R., Mosse, K., Power, M., Robinson, D., et al. (1997). Turner Syndrome : a cytogenetic and molecular study. *Annals of Human Genetics*, 61, 471–483.

Jadva, V., Hines, M., & Golombok, S. (2010). Infants' preferences for toys, colors, and shapes : sex differences and similarities. *Archives of Sexual Behavior*, 39 (6), 1261–1273.

Jordan-Young, R. M. (2010). *Brain Storm : The Flaws in the Science of Sex Differences*. Cambridge, MA : Harvard University Press.

Juraska, J. M. (1991). Sex differences in "cognitive" regions of the rat brain. *Psychoneuroendocrinology*, 16 (1–3), 105–109.

Kantrowitz, B., & Wingert, P. (2010). Are we facing a genderless future? *Newsweek*, August 16. Retrieved from : http://www.thedailybeast. com/newsweek/2010/08/16/lifewithout-gender.print.html, acccessed December 11, 2011.

Katz, J. N. (1995). *The Invention of Heterosexuality*. New York : Dutton.

Kegel, C. A. T., Bus, A. G., & van Ijzendoorn, M. H. (2011). Differential susceptibility in early literacy instruction through computer games : the role of the Dopamine D4 Receptor gene (DRD4). *Mind, Brain and Education*, 5 (2), 71–78.

Keller, E. F. (2010). *The Mirage of a Space between Nature and Nurture*. Durham, NC : Duke University Press.

Kessler, S. (1998). *Lessons from the Intersexed*. New Brunswick, NJ : Rutgers University Press.

Kessler, S. J., & McKenna, W. (1978). *Gender : An Ethnomethodological Approach*. New York : John Wiley & Sons.

Kiely, M. M., Xu, F., McGeehin, M., Jackson, R., & Sinks, T. (1999). Changing sex ratio in the United States, 1969–1995. *Fertility and Sterility*, 71 (5), 969–971.

Kinsey, A. C., Pomeroy, W. B., & Martin, C. E. (1948). *Sexual Behavior in the Human Male*. Philadelphia, PA : W.B. Saunders Co. (ア

ルフレッド・C. キンゼイ＆ウォーデル・B. ポメロイ＆クライド・E. マーティン／永井潜・安藤画一訳『人間に於ける男性の性行為』上・下，コスモポリタン社，1950年)

Kinsey, A. C., Pomeroy, W. B., Martin, C. E., & Gebhard, P. H. (1953). *Sexual Behavior in the Human Female*. Philadelphia, PA : W. B. Saunders Co.（アルフレッド・C. キンゼイ＆ウォーデル・B. ポムロ＆クライド・E. マーティン＆ポール・H. ジェバード／朝山新一・石田周三・柘植秀臣・南博訳『人間女性における性行動』上・下、コスモポリタン社，1954年)

Krafft-Ebing, R. v. (1892). *Psychopathia Sexualis, with Especial Reference to Contrary Sexual Instinct : A Medico-Legal Study*. Philadelphia, PA : F. A. Davis.（クラフト・エービング／松戸淳訳『変態性慾心理』紫書房，1951年。後、R. V. クラフト＝エビング／黒沢良臣訳『変態性欲心理』斉藤光編『近代日本のセクシュアリティ 2 〈性〉をめぐる言説の変遷』ゆまに書房，2006年所収)

Kramer, M. S. (1987). Determinants of low birth weight : methodological assessment and meta-analysis. *Bulletin of the World Health Organization*, 65 (5), 663–737.

Krimsky, S. (2002). *Hormonal Chaos : The Scientific and Social Origins of the Environmental Endocrine Hypothesis*. Baltimore, MD : Johns Hopkins University Press.（シェルドン・クリムスキー／松崎早苗・斉藤陽子訳『ホルモンカオス：「環境エンドクリン仮説」の科学的・社会的起源』藤原書店，2001年)

Kruijver, F. P., Zhou, J. N., Pool, C. W., Hofman, M. A., Gooren, L. J., & Swaab, D. F. (2000). Male-to-female transsexuals have female neuron numbers in a limbic nucleus. *Journal of Clinical Endocrinology & Metabolism*, 85 (5), 2034–2041.

Langer, S. J., & Martin, J. I. (2004). How dresses can make you mentally ill : examining Gender Identity Disorder in children. *Child and Adolescent Social Work Journal*, 21, 5–23.

Laumann, E. O., Gagnon, J. H., Michael, R. T., & Michaels, S. (1994). *The Social Organization of Sexuality : Sexual Practices in the United States*. Chicago : University of Chicago Press.

Lawrence, A. (2007). A critique of the brain-sex theory of transsexualism. Retrieved from : http://www.annelawrence.com/twr/brain-sex_critique.html, accessed December 10, 2011.

Lawrence, A. (2008). Gender Identity Disorders in adults : diagnosis and treatment. In D. L. Rowland & L. Incrocci (Eds.), *Handbook of Sexual and Gender Identity* (pp.423–456). New York : John Wiley and Sons.

LeVay, S. (1991). A difference in hypothalamic structure between heterosexual and homosexual men. *Science*, 253, 1034–1037.

Levy, G. D., & Haaf, R. A. (1994). Detection of gender-related categories by 10-month-old infants. *Infant Behavior & Development*, 17, 457–459.

Lippa, R. A. (2006). The Gender Reality Hypothesis. *American Psychologist*, 61 (6), 639.

Lorber, J. (1994). *Paradoxes of Gender*. New Haven, CT : Yale University Press.

Martin, C. L., Ruble, D. N., & Szkrybalo, J. (2002). Cognitive theories of early gender development. *Psychological Bulletin*, 128 (6), 903–933.

Martin, C. L., Ruble, D. N., & Szkrybalo, J. (2004). Recognizing the centrality of gender identity and stereotype knowledge in gender development and moving toward theoretical integration : reply to Bandura and Bussey. *Psychological Bulletin*, 130 (5), 702–710.

Martin, J. I. (2008). Nosology, etiology, and course of Gender Identity Disorder. *Journal of Gay and Lesbian Mental Health*, 12 (1/2), 81–94.

McCarthy, M. M., & Konkle, A. T. (2005). When is a sex difference not a sex difference? *Frontiers in Neuroendocrinology*, 26 (2), 85–102.

McCormick, C. M., & Witelson, S. F. (1991). A cognitive profile of homosexual men compared to heterosexual men and women. *Psychoneuroendocrinology*, 16 (6), 459–473.

McIntosh, M. (1968). The homosexual role. *Social Problems*, 16, 182–192.

Menvielle, E., & Hill, D. B. (2011). An affirmative intervention for families with gender-variant children : a process evaluation. *Journal of Gay and Lesbian Mental Health*, 15, 94–123.

Menvielle, E., & Tuerk, C. (2002). A support group for parents of gender-nonconforming boys. *Journal of the American Academy of*

Child and Adolescent Psychiatry, 41 (8), 1010–1013.

Menvielle, E. J., Tuerk, C., & Perrin, E. C. (2005, February 1). To the beat of a different drummer : the gender variant child. Retrieved from : http://www.imatyfa.org/permanent_files/to-the-beat-of-a-different-drummer-6-2007.pdf, accessed December 11, 2011.

Meyer-Bahlburg, H. F. (2005). Gender identity outcome in female-raised 46, XY persons with penile agenesis, cloacal exstrophy of the bladder, or penile ablation. *Archives of Sexual Behavior*, 34 (4), 423–438.

Meyer-Bahlburg, H., Ehrhardt, A. A., Rosen, L. R., Gruen, R. S., Veridiano, N. P., Vann, F. H., et al. (1995). Prenatal estrogens and the development of homosexual orientation. *Developmental Psychology*, 31 (1), 12–21.

Meyerowitz, J. (2002). *How Sex Changed : A History of Transsexuality in the United States*. Cambridge, MA : Harvard University Press.

Money, J., & Ehrhardt, A. A. (1972). *Man and Woman, Boy and Girl*. Baltimore, MD : Johns Hopkins University Press.

Morris, J. A., Jordan, C. L., & Breedlove, S. M. (2004). Sexual differentiation of the vertebrate nervous system. *Nature Neuroscience*, 7 (10), 1034–1039.

Mustanski, B. S., Chivers, M. L., & Bailey, J. M. (2002). A critical review of recent biological research on human sexual orientation. *Annual Review of Sex Research*, 13, 89–140.

Neitz, J., Carroll, J., Yamauchi, Y., Neitz, M., & Williams, D. R. (2002). Color perception is mediated by a plastic neural mechanism that is adjustable in adults. *Neuron*, 35 (4), 783–792.

Ngun, T. C., Ghahramani, N., Sanchez, F. J., Bocklandt, S., & Vilain, E. (2010). The genetics of sex differences in brain and behavior. *Frontiers in Neuroendocrinology*, 2 (2), 227–246.

Nottebohm, F., & Arnold, A. P. (1976). Sexual dimorphism in vocal control areas of the songbird brain. *Science*, 194 (4261), 211–213.

Nye, R. A. (1998). Introduction. In R. A. Nye (Ed.), *Oxford Readers : Sexuality* (pp.3–15). Oxford : Oxford University Press.

Ortner, S. B. (1996). *Making Gender : The Politics and Erotics of Culture*. Boston : Beacon Press.

Oyewumi, O. (1998). De-confounding gender : feminist theorizing and western culture, a comment on Hawkesworth's "Confounding gender." *Signs*, 23 (4), 1049–1062.

Paoletti, J. B. (1987). Clothing and gender in America : children's fashions 1890–1920. *Signs*, 13 (1), 136–143.

Paoletti, J. B. (1997). The gendering of infants' and toddlers' clothing in America. In K. Martinez & K. L. Amers (Eds.), *The Material Culture of Gender : The Gender of Material Culture* (pp.27–35). Hanover, NH : University Press of New England.

Parma, P., Radi, O., Vidal, V., Chaboissier, M. C., Dellambra, E., Valentini, S., et al. (2006). R-spondin1 is essential in sex determination, skin differentiation and malignancy. *Nature Genetics*, 38 (11), 1304–1309.

Piercy, M. (1985). *Woman on the Edge of Time*. New York : Fawcett.

Poulin-Dubois, D., Serbin, L. A., & Derbyshire, A. (1998). Toddlers' intermodal and verbal knowledge about gender. *Merrill Palmer Quarterly*, 44 (3), 338–354.

Poulin-Dubois, D., Serbin, L. A., Eichstedt, J. A., Sen, M. G., & Beissel, C. F. (2002). Men don't put on make-up : toddlers' knowledge of the gender stereotyping of household activities. *Social Development*, 11 (2), 166–181.

Poulin-Dubois, D., Serbin, L. A., Kenyon, B., & Derbyshire, A. (1994). Infants' intermodal knowledge about gender. *Developmental Psychology*, 30 (3), 436–442.

Quinn, P. C., Yahr, J., Kuhn, A., Slater, A. M., & Pascalils, O. (2002). Representation of the gender of human faces by infants : a preference for female. *Perception*, 31 (9), 1109–1121.

Rametti, G., Carrillo, B., Gómez-Gil, E., Junque, C., Segovia, S., Gomez, Á., et al. (2011a). White matter microstructure in female to male transsexuals before cross-sex hormonal treatment. A diffusion tensor imaging study. *Journal of Psychiatric Research*, 45 (2), 199–204.

Rametti, G., Carrillo, B., Gómez-Gil, E., Junque, C., Zubiarre-Elorza, L., Segovia, S., et al. (2011b). The microstructure of white matter in male to female transsexuals before crosssex hormonal treatment.

A DTI study. *Journal of Psychiatric Research*, 45 (7), 949–954.

Rivers, J., & Crawford, M. (1974). Maternal nutrition and the sex ratio at birth. *Nature*, 252, 297–298.

Rosenfeld, C. S., & Roberts, R. M. (2004). Maternal diet and other factors affecting offspring sex ratio : a review. *Biology of Reproduction*, 71 (4), 1063–1070.

Rosenkranz, K., Kacar, A., & Rothwell, J. C. (2007). Differential modulation of motor cortical plasticity and excitability in early and late phases of human motor learning. *Journal of Neuroscience*, 27 (44), 12058–12066.

Rosenstein, L. D., & Bigler, E. D. (1987). No relationship between handedness and sexual preference. *Psychological Reports*, 60 (3 Pt 1), 704–706.

Ruble, D., & Martin, C. L. (1998). Gender development. In N. Eisenberg (Ed.), *Social, Emotional and Personality Development* (pp.933–1016). New York : Wiley.

Ruble, D. N., Martin, C. L., & Berenbaum, S. A. (Eds.) (2006). *Gender Development*. Hoboken, NJ : John Wiley and Sons.

Rust, J., Golombok, S., Hines, M., Johnston, K., & Golding, J. (2000). The role of brothers and sisters in the gender development of preschool children. *Journal of Experimental Child Psychology*, 77 (4), 292–303.

Sandfort, T. G. M. (2005). Sexual orientation and gender: stereotypes and beyond. *Archives of Sexual Behavior*, 34 (6), 595–611.

Schore, A. N. (1994). *Affect Regulation and the Origin of the Self : The Neurobiology of Emotional Development*. Hillsdale, NJ : L. Erlbaum Associates.

Schore, A. N. (2000). The self organization of the right brain and the neurobiology of emotional development. In M. D. Lewis & I. Granic (Eds.), *Emotional Development and Self Organization : Dynamic Systems Approach to Emotional Development*. Cambridge : Cambridge University Press.

Seager, J. (2003). *The Penguin Atlas of Women in the World*. London : Myriad Editions.

Serbin, L. A., Poulin-Dubois, D., Colburne, K. A., Sen, M. G., & Eichstedt, J. A. (2001). Gender stereotyping in infancy : visual preferences for and knowledge of genderstereotyped toys in the second year. *International Journal of Behavioral Development*, 25 (1), 7–15.

Serbin, L. A., Poulin-Dubois, D., & Eichstedt, J. A. (2002). Infants' response to genderinconsistent events. *Infancy*, 3 (4), 531–542.

Shoemaker, C. M., & Crews, D. (2009). Analyzing the coordinated gene network underlying temperature-dependent sex determination in reptiles. *Seminars in Cell and Developmental Biology*, 20 (3), 293–303.

Simerly, R. B. (2002). Wired for reproduction : organization and development of sexuall dimorphic circuits in the mammalian forebrain. *Annual Review of Neuroscience*, 25, 507–536.

Spiegel, A. (2008a). Parents consider treatment to delay son's puberty : new therapy would buy time to resolve gender crisis. *All Things Considered*, May 7. National Public Radio, USA.

Spiegel, A. (2008b). Two families grapple with sons' gender preferences : psychologists take radically different approaches in therapy. *All Things Considered*, May 8. National Public Radio, USA.

Steensma, T. D., Biemond, R., Boer, F. D., & Cohen-Kettenis, P. T. (2011). Desisting and persisting gender dysphoria after childhood : a qualitative follow-up study. *Clinical Child Psychology and Psychiatry*, 16 (4), 499–516.

Stein, E. (1998). Review of Queer Science : the use and abuse of research on homosexuality. *Journal of Homosexuality*, 35 (2), 107–117.

Stiles, J. (2008). *The Fundamentals of Brain Development : Integrating Nature and Nurture*. Cambridge, MA : Harvard University Press.

Strock, C. (1998). *Married Women Who Love Women*. New York : Doubleday.

Stryker, S., & Whittle, S. (Eds.)(2006). *The Transgender Studies Reader*. New York : Routledge.

Sugita, Y. (2004). Experience in early infancy is indispensable for color perception. *Current Biology*, 14 (14), 1267–1271.

Teller, D. Y. (1998). Spatial and temporal aspects of infant color vision. *Vision Research*, 38 (21), 3275–3282.

Thelen, E. (1995). Motor development : a new synthesis. *American Psychologist*, 50 (2), 79-95.

Thelen, E. (2000). Grounded in the world : developmental origins of the embodied mind. *Infancy*, 1 (1), 3-28.

Thelen, E., & Smith, L. B. (1994). *A Dynamic Systems Approach to the Development of Cognition and Action*. Cambridge, MA : MIT Press.（エステー・テーレン＆リンダ・スミス／小島康次監訳，高橋義信・丸山慎・宮内洋・杉村伸一郎訳『発達へのダイナミックシステム・アプローチ──認知と行為の発生プロセスとメカニズム』新曜社，2018年）

Tomizuka, K., Horikoshi, K., Kitada, R., Sugawara, Y., Iba, Y., Kojima, A., et al. (2008). R-spondin1 plays an essential role in ovarian development through positively regulating Wnt-4 signaling. *Human Molecular Genetics*, 17 (9), 1278-1291.

van Vliet, G., Liu, S., & Kramer, M. (2009). Decreasing sex difference in birth weight. *Epidemiology*, 20 (4), 622.

Vance, C. S. (1991). Anthropology rediscovers sexuality : a theoretical comment. *Social Science and Medicine*, 33 (8), 875-884.

Vann, Felix H., et al. (1995). Prenatal estrogens and the development of homosexual orientation. *Developmental Psychology*, 31 (1), 12-21.

Veitia, R. A. (2010). FOXL2 versus SOX9 : a lifelong "battle of the sexes." *Bioessays*, 32 (5), 375-380.

Wade, N. (2010). Tug of war pits genes of parents in the fetus. *New York Times*, September13, p.5. New York.

Weinraub, M., Clemens, L. P., Sockloff, A., Ethridge, T., Gracely, E., & Myers, B. (1984). The development of sex role stereotypes in the third year : relationships to gender labeling, gender identity, sex-typed toy preference, and family characteristics. *Child Development*, 55 (4), 1493-1503.

Weinrich, J. D. (1987). *Sexual Landscapes : Why We Are What We Are : Why We Love Whom We Love*. New York : Charles Scribner's Sons.

Weston, K. (1993). Lesbian and gay studies in the house of anthropology. *Annual Review of Anthropology*, 22, 339-367.

Wexler, B. E. (2006). *Brain and Culture : Neurobiology, Ideology and*

Social Change. Cambridge, MA : MIT Press.

Wilhelm, D., Palmer, S., & Koopman, P. (2007). Sex determination and gonadal development in mammals. *Physiological Reviews*, 87 (1), 1–28.

Winfrey, O. (August 24, 2004). The 11-year-old who wants a sex change. *The Oprah Winfrey Show*. USA.

Yoon, J. (2006). The Pink and Blue Project. Retrieved from : http://www.jeongmeeyoon.com/aw_pinkblue.htm, accessed February 2012.

Young, I. M. (1990). *Throwing Like a Girl and Other Essays in Feminist Philosophy and Social Theory*. Bloomington : Indiana University Press.

Zhou, J. N., Hofman, M. A., Gooren, L. J., & Swaab, D. F. (1995). A sex difference in the human brain and its relation to transsexuality. *Nature*, 378 (6552), 68–70.

Zucker, K. J. (2008). Reflections of the relation between sex-typed behavior in childhood and sexual orientation in adulthood. *Journal of Gay and Lesbian Mental Health*, 12 (1/2), 29–59.

Zucker, K. J., & Cohen-Kettenis, P. T. (2008). Gender Identity Disorder in children and adolescents. In D. L. Rowland & L. Incrocci (Eds.), *Handbook of Sexual and Gender Identity Disorders* (pp.376–422). New York : John Wiley and Sons.

索　引

□　人　名　索　引　□

Aristotle（アリストテレス）　21

Arnold, Arthur（アーノルド、アーサー）　38

Bailey, J. Michael（ベイリー、J. マイケル）　112

Berkman, Alexander（ベルクマン、アレキサンダー）　117, 121

Boswell, John（ボズウェル、ジョン）　92

Capel, Blanche（カペル、ブランシェ）　25

Colapinto, J.（コラピント、J）　54

Corbett, Ken（コルベット、ケン）　82

Crews, David（クルーズ、デイヴィッド）　22

Diamond, Lisa（ダイアモンド、リサ）　116, 119

Diamond, Milton（ダイアモンド、ミルトン）　54

DiNapoli, Leo（ディナポリ、レオ）　25

Downey, Greg（ドウニィ、グレッグ）　151

Duden, Barbara（ドゥーデン、バーバラ）　89

Ehrhardt, Anke（エアハルト、アンケ）　33, 53

Eichstedt, J. A.（J. A、アイヒシュテット）　65

Ellis, Havelock（エリス、ハヴロック）　90

Foucault, Michel（フーコー、ミッシェル）　87

Franklin, Benjamin（フランクリン、ベンジャミン）　33

Gilman, Charlotte Perkins（ギルマン、シャーロット・パーキンズ）　138

Goldman, Emma（ゴールドマン、エマ）　117

Hamer, Dean（ハマー、ディーン）　109

Hansen, B.（ハンセン、B.）　91

Herdt, Gil（ハート、ギル）　94

Hines, Melissa（ハインズ、メリッサ）　49, 57

Hyde, Janet（ハイド、ジャネット）　131

JeongMee Yoon（ジョンミ、ユン）
　11, 140

Jordan-Young, Rebecca（ジョーダン -
　ヤング、レベッカ）50, 101, 107

Juraska, Janice（ジュラスカ・ジャニス）
　43

Kantrowitz, Barbara（カントロヴィッツ、
　バーバラ）3

Kessler, S. J.（ケスラー、S. J.）55

Kinsey, Alfred（キンゼイ、アルフレッ
　ド）102

Konkle, A. T. M.（コンクル、A. T. M.）
　42

Krafft-Ebing, R.（R、クラフト - エビン
　グ）90

Kruijver, F. P.（クリュヴェ、F. P.）73

Laumann, Edward（ローマン、エドワ
　ード）109

LeVay, Simon（ルベイ、サイモン）106

Lippa, Richard（リッパ、リチャード）134

Lorber, J.（ローバー、J.）10

Martin, J. I.（マーティン、J. I.）80

May-Welby, Norrie（メイ - ウェルビー、
　ノリー）3

McCarthy, M. M.（マッカーシー、M.
　M.）42

McIntosh, Mary（マッキントッシュ、メ
　アリー）93

McKenna, W.（マッケナ、W.）55

Meyer-Bahlburg, H.（メイヤー - バル
　バーグ、H.）60-61, 108

Miles, Catherine C.（マイルス、キャサ
　リン・C .）82

Money, John（マネー、ジョン）6, 8,
　33, 52, 55, 69

Morris, J. A.（モリス、J. A.）52

Nottebohm, Fernando（ノッテボーム、
　フェルナンド）38

Nye, R. A.（ナイ、R. A.）92

Ortner, Sherry（オートナー、シェリー）
　95

Oyewumi, Oyeronke（オイウミ、オイ
　エロンケ）96

Pillard, R. C.（ピラード、R. C.）112

Poulin-Dubois, D.（ポーリン - デュボア、
　D.）64

Rametti, G.（ラメッティ、G.）73

Reiner, William（レイナー、ウィリアム）60

Sandfort, Theo（サンドフォート、セオ）82

Schore, A. N.（スコア、A. N.）152

Semenya, Caster（セメンヤ、カスター）
　3-4

Serbin, L. A.（サービン、L. A.）65

Shoemaker, Christina（シューメイカー、
　クリスティーナ）22

Straus, Erwin（ストラウス、エルビン）
　150

Terman, Lewis M.（ターマン、ルイ
　ス・M.）82

Wade, Nicholas（ウェイド、ニコラス）
　34

Wexler, B. E.（ウェクスラー、B. E.）
　152-153

Wingert, Pat（ウィンガート、パット）3

□ 事 項 索 引 □

【ア行】

赤ちゃんのセックス　48

遊び　48-49, 66, 68, 134, 152

頭の大きさ　124

アンドロゲン　28-30, 48-49, 56, 58-59, 106, 110, 130

アンドロゲン過剰分泌　56

アンドロゲン不応症候群（AIS）　30-31, 55-56

異性愛　61, 82, 87, 89-91, 94, 97, 100, 103-105, 110, 117-118, 120

遺伝　iii, 18, 31, 60, 109-110

遺伝子　18-19, 21-25, 34-37, 39-40, 60-61, 71, 93, 105, 110-111, 113-114, 127-129, 149

遺伝子発現　35, 37

遺伝的な影響　111, 113

色の好み　140-141, 146-147

インターセックス　14, 32, 71, 75

陰嚢　6, 8, 14, 28-29

陰部結節　28-30

受け身的なラベリング　66

運動皮質　151

栄養　19-20, 124, 127-128, 130

エストロゲン　28, 31, 40, 44, 149-150

オスへの発達　18, 21-22, 24-25

男の子と女の子の玩具カテゴリー　12

男らしさ　79, 82, 90, 98, 104, 137, 141

男らしさと女らしさという二つの性別モデル　90

大人のジェンダー役割　153

おもちゃの好み　50-51

女らしさ　79, 82, 90, 98, 104, 137

女らしさや男らしさの文化的な標準　79

【カ行】

外性器　8-9, 12-13, 25-26, 28-30, 48, 52, 55-56, 59, 69-71, 78-79

外性器のセックス　7, 13, 26, 28, 30, 52, 78

外性器の二型性　9

海馬　43-44

外来性エストロゲン　149-150

下垂体　17

家族の構造　68

感覚的身体イメージ　12

環境　iii, 19-20, 41-45, 54, 62, 74, 90, 110, 114, 121, 129, 142-143, 146, 152

環境要因　113-114

きょうだい効果　68

規律　87

キンゼイ尺度　103, 107-108, 119

クラインフェルター症候群　31

クリトリス　8, 28-30

ゲイ　82, 85, 87, 91, 95, 102, 107,
　109, 111-112, 114, 119, 154
ゲイ運動　95
ゲノム刷り込み　36
嫌悪条件づけ　146-147
堅固なカテゴリー　108-109, 116
睾丸（精巣）　6, 8, 17, 21, 23-28, 31,
　40, 56, 59
恒久的な同性愛　93
後腎　26-27
後天的一時的変異　35
コーエンのd　126
国際陸上競技連盟　4
根元主義者　116, 118-119

【サ行】

さえずり　38-40, 42
自慰　98, 100-101, 118
ジェンダー　ii-iv, 2-13, 54, 57, 60-63,
　66-67, 69-71, 75-78, 80-82,
　85-87, 93, 95-97, 113, 119, 124,
　130-131, 134, 138, 143-144,
　146-147, 149-150, 152-154
ジェンダー・アイデンティティ　7, 13-
　14, 52-59, 61-62, 66-67, 70-72,
　77-82, 105, 113, 146-147
ジェンダー・イデオロギー　10
ジェンダー・テスト　4
ジェンダー・フリー　13, 153-154
ジェンダーが逆転した同性愛　94
ジェンダー化された血縁関係　10
ジェンダー化された婚姻・出産地位（状

態）　10
ジェンダー化された社会的統制　10
ジェンダー化された性的記述　10
ジェンダー化された性的指向性　10
ジェンダー化されたパーソナリティ　10
ジェンダー化されたプロセス　10
ジェンダー化された労働の分類　10
ジェンダー中性　3
ジェンダーというコード化　138
ジェンダーに適合的な　66
ジェンダーのイメージ　10
ジェンダーの下位分類　10
ジェンダーのカテゴリー　3-4
ジェンダーの慣習　9
ジェンダーの強化　7, 12-13, 54
ジェンダーの恒常性　66, 80
ジェンダーの差異化　138, 154
ジェンダーの社会化　9
ジェンダーの社会的・法制度的変化
　153
ジェンダーの信念　10
ジェンダーのステレオタイプ　66
ジェンダーの地位　10
ジェンダーの知識　63-64, 66-67, 77
ジェンダーの発達　55, 69, 147, 149,
　154
ジェンダーの発達の時系列の変化
　62
ジェンダーの表出　10
ジェンダー表現　78-80
ジェンダー平等　95-96
ジェンダー不一致　70, 75-76, 78, 80-
　81, 113

索　引　179

ジェンダー役割　51, 58, 68-69, 80, 82, 94, 153

ジェンダー類似仮説　131

ジェンダーレス　3-9, 154

色覚　143

子宮　8, 13, 20, 27-28, 41, 49, 56, 61, 149

子宮頸管　8, 28

視索前野　40-41

思春期　13, 31, 55-56, 70, 132-133

思春期のエロチックなセックス　7, 13

思春期の形態構造的セックス　7, 13

思春期のホルモンのセックス　7, 13

視床下部　17, 40-41, 71

シナプス　46, 151

ジヒドロテストステロン　28

社会化　9, 55

社会的権力　95

社会的状況によってセックスを変えてしまう魚　17

社会的要因　53, 61

受精　iv, 4, 6-8, 15-16

出生前のホルモン　55-56, 59, 70, 108, 110

出生時体重　127-128, 130-131

準実験　45-46, 48-49, 51-56, 58-59

上縦束（SLF）　74

常染色体　6, 8, 19, 24-25

小児の性同一性障害　（GIDC）　75

ジョーン/ジョンの事例　55

初期性決定　18, 26

植民地主義　96

女性から男性へ（FtM）　71

女性的セクシュアリティ　98, 100-101

女性に魅力を感じる　104, 110

進化の時程表　149

神経細胞　38, 43, 45-47, 142-143, 145

神経細胞の伝達　151

神経組織のセックス　42, 45

神経の可塑性　73-74

新生児　9, 11, 13, 41, 46-47, 78, 124- 126, 142-144

身体イメージ　7, 12, 54, 69-70

身体イメージのセックス　12

身体の感覚　12, 78

ステレオタイプ　65-66, 141

ストレス　19, 76

精管（輸精管）　8, 28

性交　2, 10, 98, 100-101

精子　6-8, 15-17, 19-20, 26, 34-36, 150

生殖　15, 26, 39, 41-42, 44, 87, 121, 149, 154

精神疾患の診断・統計マニュアル（DSM）　75

成人のジェンダー・アイデンティティ　7, 13

性腺　8, 13, 17, 22-28, 30, 31-41, 45, 55-56, 70, 124

性腺形成不全　30

性腺のセックス　7-8, 12-13, 21, 24, 26, 28, 56, 150

性的傾向　82, 92, 110-111, 114, 116,

119

性的指向　10, 61, 102, 108-110, 112, 116, 119, 121-122

性的倒錯者　91, 93

性的発達　54, 108

性的不平等　95

性的欲望　98, 106, 115, 118-119, 121-122

性的流動性　116, 121

性同一性障害（GID）　55, 58, 73, 75, 77

精囊　28

生物学的決定論　55

性分化疾患（DSD）　31-32

性別が曖昧な患者　6

性決定　18-21, 24-26

セクシュアリティ　i, iv, 5, 82, 85, 89-90, 92-94, 97-98, 101, 104, 112, 115-116, 119, 122

セクシュアル・アイデンティティ　88, 120

セックス　ii, iv, 2-13, 15, 18-21, 26, 30, 32, 37, 40, 42-46, 48-50, 52, 63, 66, 68, 70-71, 73, 78, 81-82, 85-88, 90, 98, 100-101, 105, 109, 119, 121-122, 124, 126, 128, 130-134, 138, 141, 145, 149-150, 153-154

セックス差　37, 42-44, 46, 49-50, 73, 98, 109, 126, 128, 130-134, 145

セックスとジェンダーの階層モデル　6

セックスに基づいてステレオタイプ化された特徴　141

セックスの階層　7

セックスのカテゴリー　10

セックスの差異化　138, 154

セックスの二型性　42

セックスの発達　6, 8, 19, 26, 30, 34, 124, 149

セックスの螺旋的変化　7

セックス比　19-20

染色体　4, 8, 18-20, 35-36, 55, 61, 70, 79-80, 124, 149-150

染色体による性決定　20

染色体のセックス　7-8, 13, 21, 30, 56, 149

先天性副腎皮質過形成症候群（CAH）　31, 46, 56-58, 108

前立腺　8

双生児研究　111-112

総排泄腔外反症　55, 59-61

総排泄腔形成異常　61, 105

【タ行】

ターナー症候群　31, 55

胎芽（胚）　8, 15, 20, 22, 26-28, 34-36, 128

胎児（の）　5, 7-8, 21, 28-30, 34-35, 37, 41, 45-46, 48, 50, 51-52, 54, 56, 58-59, 61, 124-125, 130-131, 150, 152

胎児テストステロン　28

胎児の性腺のセックス　7-8, 12-13, 21, 26, 28

胎児の性腺のホルモン　8, 26

索　引　181

胎児の発達　7, 13, 26, 46
胎児のホルモンのセックス　7-8, 13, 26, 28, 37, 54, 77, 105, 149
ダイナミックシステム　80, 142
第二の性決定　26
大脳皮質　43, 47, 63
対面的相互作用　152
単為生殖　15, 35
男性から女性へ（MtF）　71
男性的セクシュアリティ　98, 100-101
男性同性愛と女らしさ　82
男性に魅力を感じる　104-105, 110
男性に魅力を感じるか／女性に魅力を感じるかというモデル　110
単盲検法　51
膣　6, 8, 27-28, 30, 98
中腎　26-27, 30
中腎傍管　28
中枢神経系　151
通様相性連合　67
テストステロン　17, 28, 30-31, 38, 40, 44, 48, 50-52, 59, 63
等位の性腺形成　22
同性愛　81-82, 85-87, 90-95, 97, 100-114, 116, 118, 137
同性に魅力を感じることであるとの枠組み　106
ドーパミン・システム　146, 148
特定の役割に限定された同性愛　95
どちらの性へも分化できる　26-28, 30
トランス・ジェンダー　67, 70-72, 74, 154

トランス・セクシュアル　55, 70-74

【ナ行】

内性器　8, 25-26, 48, 55-56
内性器のセックス　7, 13, 28
内分泌攪乱（妨害）物質（環境ホルモン）　130, 149-150
二重盲検法　51
二分法の枠組み　89
乳児の情緒的システム　152
ニューロン　44-46
尿道　27, 30-31
年齢特有の同性愛　94
脳研究　55, 72
脳の大きさ　46, 124-127
脳のセックス　7, 12-13, 33-34, 37-38, 42, 50, 54, 72, 141, 150
脳の二型性　12
脳の発達　40, 45, 51, 56, 67, 71
脳梁　43

【ハ行】

パートナーの選択　109
胎芽のセックス　36
排泄腔　26-27
爬虫類　17-18
爬虫類の受精卵が孵化する際の気温　17
発達主義者　117
発達心理学　61-62
母と子の二者関係　62

反応基準　127-128, 130-131

皮質脊髄路　74

ビスフェノールA（BPA）　149

フォークヘッドボックス・タンパク質 L2（FoxL2）　24-25

服　10-11, 64, 94, 99, 136-138, 140, 146-147, 152

副睾丸（精巣上体）　8, 27

文脈主義者　117-118

米国精神医学会　75

ペニス　6, 8, 14, 21, 28-31, 54, 61, 98, 100-101

ペニスの外傷性欠損　59

ペニスの欠如　21

ペニス発育不全　59

報酬システム　145

ホルモン　7-8, 17, 26, 33, 37-38, 40-41, 44-46, 48, 50-51, 54-56, 59, 70, 72, 77, 105, 108-111, 124, 149-150

ホルモンのセックス　7-8, 13, 26, 28, 37, 54, 77, 105, 149

【マ行】

ミーム　33-34

未分化性腺　22

ミュラー管抑制因子　28

メスへの発達　21-22, 25

【ヤ行】

幼児のジェンダーに対する文化的反応　152

ヨルバ文化　96

喜び　144-148

【ラ行】

卵管（ファローピウス管）　8, 27-28, 48

卵子（卵）　6-8, 15, 19-20, 26, 34-36

卵巣　6, 8, 17, 21-28, 31, 48, 56

卵母細胞　20

両性愛　103, 105, 108, 120

連続体モデル　108

【ワ行】

若者のジェンダー・アイデンティティ 7, 13

【A】

DNA　114

DSD　32

R-spondin 1（Rspo1）　25

Sox9　23-25

Sry遺伝子　24

WHO（世界保健機関）　127, 131

Wnt4（Wingless type MMTV integration site family）　23, 25

X染色体　6, 8, 31

Y染色体　6, 8, 18, 21-22, 24

Z染色体　18

訳者あとがき

　本書は、アン・ファウスト－スターリング（Anne Fausto-Sterling）による *SEX／GENDER：BIOLOGY IN A SOCIAL WORLD* の全訳である。原著は、ルートリッジ出版社による「自然科学と文化の統合シリーズ」の一冊として2012年に出版された。

　著者のアン・ファウスト－スターリングは、米国ロードアイランド州の州都プロビデンスにあるブラウン大学の教授（生物学、ジェンダー・スタディーズ）である。ファウスト－スターリングによるハードカバーの最初の著書 *Myths of Gender：Biological Theories About Women and Men*（1985）は、『ジェンダーの神話：「性差の科学」の偏見とトリック』（池上千寿子・根岸悦子訳、工作舎、1990年）として邦訳されており、ジェンダーの問題を考える人々の間で基本書として現在も高い評価を受けている。さらに2000年には、*Sexing the Body：Gender Politics and the Construction of Sexuality*（Basic Books, 2000）が刊行されているので、本書は三番目の著作となり、シリーズの趣旨に即してセックスとジェンダーについての一般書を念頭に置きながら、ジェンダーの問題に含まれる生物学的な諸側面を探求する際に役立つ多くのアプローチが紹介されている。その意味で、一般科学、生物学、心理学、ジェンダー・スタディーズの入門書や概論書としても相応

しいものといえよう。

　　　＊

　ところで、「男性・女性」が生物学的性別の違いであるのに対して、「男らしさ・女らしさ」は文化によって社会的に作りだされた違いであるとして、20世紀半ばを過ぎる頃から、前者をセックス、後者をジェンダーとして使い分けて用いられるようになってきた。その後、セックスとジェンダーはそれぞれ、人間の特徴を記述する二つの別の次元の用語として定着してきた。身体構造的な特徴で規定されるセックスは、ＸとＹという二つの性染色体の組み合わせで遺伝的に決められたものであり、文化的・社会的影響を受けることがない絶対的な基準であるという暗黙の前提が社会の中に浸透するようになった。

　さらにジェンダーについては、「男性・女性」という二つのセックスに、一対一的に対応する固定的な役割が「男らしさ・女らしさ」として課せられるようになり、「男性（女性）だから〇〇すべきである」といった主張が、あたかも自然の摂理のように受け止められてきた。たとえば「男性は外で働き、女性は家庭で育児や家事をする」ことが社会の中で一義的に期待されるようになった。

　加えて行動に対する期待だけでなく心理的特徴やパーソナリティについても、セックス（男性か女性）という生物学的要因の影響を受けて形成されるという指摘もなされるようになった。「男は攻撃的で、女は情緒的である」「地図の読めない女と、人の話が聞けない男」といった言い回しが、日常生活の中で今なおまことしやかになされてもいる。ところで、生物学的要因の影響を突き詰めていけば、遺伝の影響ということになる。その際に、遺伝と環境を二律背反的に二分化して捉えると、男らしさ・女らしさの内容に関しても、遺伝によってどこまで説明できるかを見極め

ようという発想に結びつく。さらには、「男らしさ・女らしさ」の違いを、大脳の構造的な違いに基づいて説明しようとする発想も根強い。

　こうした一連の流れに対してファウスト－スターリングは、発達のダイナミックスとして各時期の身体を捉えようとする。つまり、生きている身体は社会的・歴史的文脈に対する反応として常に発達し変化していくダイナミックなシステムであり、セックスとジェンダーを固定化して捉えてはいけないと主張する。こうした主張は、遺伝と環境を二律背反的に二分化して捉える発想に対立する。原著のタイトル "SEX／GENDER" の「／」（スラッシュ）の意味するところは、まさにこの主張を反映したものであろう。"SEX・GENDER" でもないし "SEX and GENDER" でもない。ファウスト－スターリングは、セックスとジェンダーを明確に線引きして区分けすること自体が難しいと主張する。分子レベルでみても、たとえばある種の遺伝子が、環境からの影響を受けて大きく変貌することもありうるという。この場合、変貌した遺伝子が個体のある特徴を顕在化させたとしても、単純に「それを環境ではなく遺伝によるものだ」と結論する訳にはいかないだろう。

　さらに彼女は、人間を含めて生物界の多様性を認識しなければいけないと主張する。例えばセックスの分化過程についても、人間のように性染色体の組み合わせに端を発する生物体もあれば、ある種の爬虫類のように受精卵が孵化する段階での気温が性別を規定するといった生物体も存在していることが例示されている。こうした認識は、セックスについても「男性・女性」と二律背反的に二分化して捉えるのではなく、グラデーション（連続した変化）として捉えようとする姿勢に繋がっている。（本書の Sex & Gender の訳については２ページにその考え方を示しているので、

参照してほしい。)

　現状では、誕生時の解剖学的な性別が男女の典型的な分類に対応しない子どもたちは、「性分化疾患」と診断され、外科的な処置によって、どちらかの典型的性別に（一方的に）対応づけられることも少なくない。「一方的に」としたのは、生まれたばかりで、どちらの性別を選択したらよいのかという主体的な判断ができない段階での処置だからである。この問題の解決は決して簡単ではないだろう。社会は二律背反的な男女から成り立っているとして、事あるごとに男女のどちらかであることが問われる社会に適応しなければならないからである。

　さらにこの問題は、自分の性別に対する認識というジェンダー・アイデンティティの問題に結びつく。多くの人は生まれつきの性別を受け入れているが、生物学的にはどちらかの性別として明確に分化して生まれたけれど、生物学的な身体の性を自己のアイデンティティの基盤として受け入れることのできない人も少なからず存在する。その中には、「性同一性障害」と診断される場合もある。（アメリカの精神医学界による精神的疾患の分類と診断の手引き〈DSM〉では、第Ⅳ版まで Gender Identity Disorder と表記されていたが、2013年に出版された第Ⅴ版で Gender Dysphoria と変更された。日本精神神経学会の『DSM－Ⅴ病名・用語翻訳ガイドライン』では、性同一性障害から性別違和となった。障害という用語が消えたことは大きな変更といえよう。変更前に出版された原著では、Gender Identity Disorder〈GID〉という表現が用いられている。）ファウストースターリングはこの問題についても、臨床的なケース研究や発達的視点からの研究を紹介しながら、その発生過程やその後の社会的適応過程を検討するとともに、ジェンダーの示し方にも多様性があることを見失ってはいけないと警告する。そして、社会がセックスをグラデーションとして捉えるようになるのは難しい

訳者あとがき　187

としても、ジェンダーの多様性が今よりも認識されるようにはなるだろうと予測する。

　さらにセックスを二律背反的に二分化して捉える姿勢は、同性愛を異端視する発想をも生みだす。社会は男と女から成り立っているのだから、男と女が愛し合う異性愛だけが自然の摂理であり、同性同士が愛し合うのは異常で、精神的疾患だと考えてしまうのである。実際に、先述したDSMが最初に刊行された1952年、さらに1968年に刊行された第Ⅱ版まで同性愛が精神疾患としてリストされていた。アメリカの精神医学界が同性愛を精神疾患のリストから除いたのは1973年で、それを受けて1980年に出版された第Ⅲ版でようやくリストから除去されたという経緯がある。

　本書の中で同性愛の問題は第6章として最も多くのページが割り当てられている。同性愛やセクシュアリティについての歴史的な経緯や（文化）人類学の知見、さらにホルモン、脳、遺伝子によって同性愛やセクシュアリティを説明しようとした先行研究を振り返りながら、これまでの議論は、自然と文化、実際の身体と身体についての文化的解釈を乖離させてきたのではないかと疑問を投げかける。身体経験は特定の文化や歴史的時点の中で発達的にもたらされるのであり、個体が発達し成長していくにつれて、言語や文化の実践を通して肉体の中に経験を組み込みながら身体を構築していくのだと主張する。そして、人間のセクシュアリティを理解するためには、ライフサイクルを通しての性的欲望、性的指向、可変性の発達が追跡できるような、ダイナミックで多次元的な研究パラダイムを構築していかねばならないとしている。まさに研究の枠組みの問題であり、ジェンダー研究に欠かせない視点といえよう。

　近年になって、生まれつきの身体の性別を自己のアイデンティティの基盤として受け入れることに違和感を抱いている人や、同

性愛者といった性的マイノリティの人々に対する社会の眼差しも、幾分和らぐ兆しが少しずつ見えてきた。2015年に東京都渋谷区は、日本で初めて同性カップルを婚姻関係と同等であると公的に承認する「同性パートナーシップ制度」を条例化し、その後世田谷区、伊賀市、宝塚市、那覇市、札幌市、福岡市が条例化している。国外からも「アイルランドで、同性婚が国民投票により認められるようになった」「アメリカで、連邦最高裁は同性婚をアメリカ憲法で保障されている権利であると判決を下した」等のニュースが伝えられた。本書を読むことによって、わが国でも、こうした流れをさらに押し進めてくれる人々が増えていくことを心から期待したい。

　　　　＊

　訳出は、「はじめに」「第1章」「第2章」「第10章」は福富、「第3章」「第7章」は上瀬由美子、「第4章」は立脇洋介、「第5章」は西山千恵子、「第6章」は宇井美代子、「第8章」「第9章」は関口元子が担当し、それぞれの訳について全員が集まって検討した。検討する度に新たな問題がみつかり、一回の検討で終わった「章」はなく、さらに出版社から「初校」「再校」が出される度に検討が続いた。全員による検討を原則にしたために、長い時間が経過してしまった。この間にメンバーの中には職場が変わった者、結婚、出産というライフ・イベントを経験した者等々がいる。最終稿が完成した今でも、まだまだ不十分な訳の部分があると思われる。読者からのご指摘に期待したい。世織書房の伊藤晶宣さん、担当の菅井真咲さんには最初から長い間お世話になりました。特に原著と細かな部分まで突合せをして頂いた菅井さんには、心から感謝の気持ちを伝えたいと思います。

　2018年3月

　　　　　　　　　　　　　　　訳者を代表して　　福富　護

訳者紹介

福富　護（ふくとみ・まもる）
東京教育大学大学院教育学研究科博士課程中退。東京学芸大学教授
を経て、現在、東京学芸大学名誉教授。
著書に『性の発達心理学』（福村出版、1983年）、『らしさの心理学』
（講談社現代新書、1985年）、編著に『ジェンダー心理学』（朝倉書店、
2006年）などがある。

上瀬由美子（かみせ・ゆみこ）
日本女子大学大学院文学研究科博士課程後期単位取得満期退学。博
士（文学）。現在、立正大学心理学部教授。
著書に『ステレオタイプの社会心理学』（サイエンス社、2002年）、論
文に「官民協働刑務所開設による社会的包摂促進の検討」（『心理学
研究』87巻、2017年）、「Occupational Stigma and Coping Strategies of
Women Engaged in the Commercial Sex Industry」（*Sex Roles*、69巻、
2013年）などがある。

宇井美代子（うい・みよこ）
筑波大学大学院心理学研究科博士課程修了。博士（心理学）。現在、
玉川大学リベラルアーツ学部教授。
論文に、「Japanese Adults' Sex Role Attitudes and Judgment Crite-
ria Concerning Gender Equality : The Diversity of Gender Egalitari-
anism」（*Sex Roles*, 58巻, 2008年）、共著に『新・青年心理学ハンドブ
ック』（「ジェンダーをめぐる状況」福村出版、2014年）、『アクティブラ
ーニングで学ぶジェンダー』（「ジェンダーをアクティブに学ぶこと・研
究すること」ミネルヴァ書房、2016年）などがある。

立脇洋介（たてわき・ようすけ）
筑波大学人間総合化学研究科博士課程修了。現在、九州大学アドミッションセンター准教授。
論文に、「自由回答法とその後の分析方法──テキストマイニング」（『質問紙調査と心理測定尺度〜計画から実施・解析まで〜』サイエンス社、2014年）、「恋愛」（『児童心理学の進歩』金子書房、2014年）、「大学入試と発達障害」（『新しい時代の大学入試』金子書房、2014年）などがある。

西山千恵子（にしやま・ちえこ）
お茶の水女子大学大学院修士課程修了。現在、青山学院大学・慶応義塾大学ほか非常勤講師。
論文に、「『芸術』の驕りと女たちの沈黙」（『森美術館問題と性暴力表現』不磨書房、2013年）、共編著に、『首長たちの挑戦──女が政治を変える』（世織書房、2016年）、『文科省／高校「妊活」教材の嘘』（論創社、2017年）などがある。

関口元子（せきぐち・もとこ）
日本女子大学大学院博士課程前期終了。現在、M's Factory。

セックス／ジェンダー──性分化をとらえ直す

2018 年 8 月 30 日　第 1 刷発行 © 2021 年 10 月 10 日　第 2 刷発行	
著　者	アン・ファウスト－スターリング
訳　者	福富護・上瀬由美子・宇井美代子 立脇洋介・西山千恵子・関口元子
装幀者	M．冠着
発行者	伊藤晶宣
発行所	（株）世織書房
印刷所	新灯印刷（株）
製本所	協栄製本（株）

〒220-0042　神奈川県横浜市西区戸部町 7 丁目 240 番地　文教堂ビル
電話 045-317-3176　振替 00250-2-18694

落丁本・乱丁本はお取替えいたします　Printed in Japan
ISBN978-4-86686-002-2

女性学・ジェンダー研究の創成と展開

舘かおる

〈日本における女性学／ジェンダー研究構築の軌跡〉

2800円

ドメスティック・バイオレンスとジェンダー●適正手続と被害者保護

吉川真美子

〈米国DV防止法・加害者逮捕政策をもとに「配偶者暴力防止法」を考える〉

2800円

ドメスティック・バイオレンスと民間シェルター●被害当事者支援の構築と展開

小川真理子

〈草の根の女性たちが開設した民間シェルターを多角的に考察〉

4200円

近代日本の手芸とジェンダー

山崎明子

〈女性の国民化に果たした「手芸」の役割とは何か。「女の手仕事」を浮き彫りにする〉

3800円

いわさきちひろと戦後日本の母親像●画業の全貌とイメージの形成

宮下美砂子

〈いわさきに託された〈母親像〉をジェンダーの視点から捉え直す〉

4200円

〈価格は税別〉

世織書房